临床实用

皮肤病性病

诊疗图谱

第2版

程 波◎主编

张建中◎主审

化学工业出版社

·北京·

认识各种皮肤病的表现特点是皮肤科医师的基本功，也是学习皮肤科的难点。本书精心挑选近500幅典型图片，图文结合，把皮肤科疑难、抽象的知识点形象化。其内容涉及皮肤病性病的基本损害、病毒性皮肤病、细菌性皮肤病、真菌性皮肤病、动物性皮肤病、物理性皮肤病、瘙痒性皮肤病、变态反应性皮肤病、常见皮肤肿瘤、性传播疾病等常见皮肤病性病近200种。本书适合皮肤科年轻医师、研究生、医学生、全科医师阅读。

图书在版编目（CIP）数据

临床实用皮肤病性病诊疗图谱/程波主编.—2版.—北京：化学工业出版社，2015.10（2025.1重印）
ISBN 978-7-122-24877-0

Ⅰ.①临…　Ⅱ.①程…　Ⅲ.①皮肤病-诊疗-图谱②性病-诊疗-图谱　Ⅳ.①R75-64

中国版本图书馆CIP数据核字（2015）第185679号

责任编辑：戴小玲　　　　　　　　　装帧设计：关　飞
责任校对：吴　静

出版发行：化学工业出版社
　　　　　（北京市东城区青年湖南街13号　邮政编码100011）
印　　装：北京缤索印刷有限公司
787mm×1092mm　1/32　印张10　字数257千字
2025年1月北京第2版第15次印刷

购书咨询：010-64518888
售后服务：010-64518899
网　　址：http://www.cip.com.cn
凡购买本书，如有缺损质量问题，本社销售中心负责调换。

定　　价：65.00元　　　　　　　　版权所有　违者必究

编者名单

主　　编　程　波

副 主 编　耿松梅　刘仲荣　纪明开　纪　超

参　　者　（以姓氏笔画为序）

王晓慧　计雄飞　甘海芳　刘仲荣　刘晓坤

纪　超　纪明开　苏惠春　李新生　张启国

陈丽红　赵小燕　耿松梅　黄一锦　韩永春

程　波　蔡东华

主　　审　张建中

　　程波教授长期工作在临床一线，临床经验丰富，治学严谨。在我们多次学术交流中，他的许多学术观点给我留下了深刻的印象。程波教授主编的《临床实用皮肤病性病诊疗图谱（第1版）》发行5年来备受读者好评，一直是许多皮肤科医师的案头书。应程波教授之约为《临床实用皮肤病性病诊疗图谱（第2版）》作序，荣幸之至。

　　看过本书稿，我认为本书保持了上版的几个特点：一是简明扼要，从总论部分的皮肤病基本皮损描述，到各论部分逐个病种的描述，几句话讲清楚，没有赘语；二是条理清晰，特别体现在各论部分，每个诊断要点列出若干条，治疗原则也是列出若干条，便于记忆和掌握；三是图文并茂，皮肤病最重要的特点就是形态学强，容易做到精确诊断。同时，还补充了许多皮肤科新进展、游泳池肉芽肿、肉芽肿性唇炎、血管淋巴样增生伴嗜酸细胞增多等内容，编排更为合理，图片更为准确、丰富。

　　相信本书的再版，将会一如既往地成为皮肤科医师，特别是一线年青皮肤科医师、研究生、进修生甚至全科医师的良好参考书；对提高皮肤科医师解决临床问题的实际能力、提升专业技术水平都会起到积极的促进作用。

中华医学会皮肤性病学分会主任委员

北京大学人民医院皮肤科教授

2015年5月

六年前，我应化学工业出版社戴编辑之约，准备组织编写一本帮助年轻医生尽快进入皮肤性病殿堂的图谱，希望达到看图识病、准确处理的目的。当初由于手边积累的材料不够，我们组织大批中青年医师参与收集图片，在半年内完成了《临床实用皮肤病性病诊疗图谱》第1版的出版工作。出版几年来出版社收集到了广大读者对本书的反馈意见和建议，许多刚刚踏进临床工作岗位的年轻医师都把这本书当作临床诊疗工作中的常备工具，起到了一定的指导作用，这可能也是本书一经出版即再次重印的原因之一吧。

根据读者对第1版的反馈意见，结合皮肤科的最新诊治疗进展，我们进行了再版工作。《临床实用皮肤病性病诊疗图谱（第2版）》不仅对文字内容作了全面调整，补充了国际国内的新进展，同时更新了200余张典型图片，还根据张建中教授的建议增添了游泳池肉芽肿等新内容。第2版保留了首版的诸多优点，注重简单明了，一目了然，同时力求在提升学术内容和品质上更加完美。

非常感谢张建中教授认真审阅了全书并热情洋溢作序；责任编辑在文字和图片处理方面做了大量工作，编者们无私贡献了他们保存多年的珍贵照片，在此表示深深的谢意。

最后希望读者朋友们能够一如既往地喜爱这本书并多提宝贵意见，也希望这本书能够帮助更多的医师迅速成长。

福建医科大学附属第一医院

2015 年 5 月于福州

认识各种皮肤病的不同表现和特点是皮肤科医师的基本功，也是学习皮肤科的难点；临床皮损形态各种各样，单凭文字描述难以反映疾病的真实情况，也难以掌握相关知识。图谱可以把疑难、抽象的知识点形象化，可以帮助医师尽快、全面掌握皮肤病性病的诊断和治疗方法，还有助于医师特别是低年资医师扩大知识面。皮肤病性病的诊治主要在门诊进行，而目前市场上皮肤科图谱类图书，多是大开本，重量沉，不易携带、查阅。为此，我们组织了临床一线的皮肤科专家编写了本书，希望能为皮肤性病科年轻医师、研究生、医学生及对皮肤性病学感兴趣的临床医师提供一部便于携带、查阅、实用的皮肤病性病诊疗参考书。

皮肤病性病病种多，本书不可能全部介绍。我们从平时积累的众多图像资料中，精心挑选了近500幅典型、清晰图片，涉及将近200种常见皮肤病性病。共22章，在皮肤性病的诊断和治疗章节介绍了诊断思路和方法、治疗前后对照等图片；本书所列皮肤病性病的临床表现都用图片展示及有详细的文字说明，对诊断要点、鉴别诊断和治疗方法也作了简要介绍，供临床工作中查阅。本书的最后一个章节列举了几种尚难归类的皮肤病，包括一些皮肤综合征。

在本书的编写中，得到了科室同仁及患者的大力支持；我国著名皮肤病专家施秀明教授认真审阅了书稿；北京大学第一医院朱学骏教授仔细审阅了部分文稿和图片，并提出了许多宝贵的建议；李钟洙博士慷慨提供一些原始图片；得到了化学工业出版社的领导和编辑的大力支持，在此向他们表示衷心的感谢！

在编写过程中，我们力求内容实用、系统，阐述简明、准确。但限于编者水平，尽管再三修删，仍难免有疏漏和不足之处，望各位同仁和读者批评指正！

福建医科大学附属第一医院 程波
2010年5月于福州

目 录 CONTENTS

第一章
皮肤病性病的基本损害

一、原发性损害

原发性损害是皮肤病理变化直接形成的损害。

（1）斑疹（macules）斑疹（图1-1～图1-4）仅限局部性皮肤黏膜颜色改变，与周围皮肤齐平，既不凸起也无凹陷的皮肤损害。见于麻疹、雀斑、白癜风、文身、花斑癣等。直径大于1cm的斑疹称为斑片。出血性斑疹称为紫癜（图1-4）。

图1-1　红斑（炎症性）
图1-2　色素减退斑（白癜风）
图1-3　色素沉着斑（炎症后色素沉着）
图1-4　紫癜（老年性紫癜）

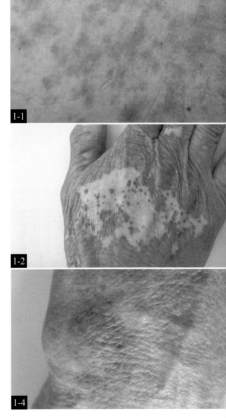

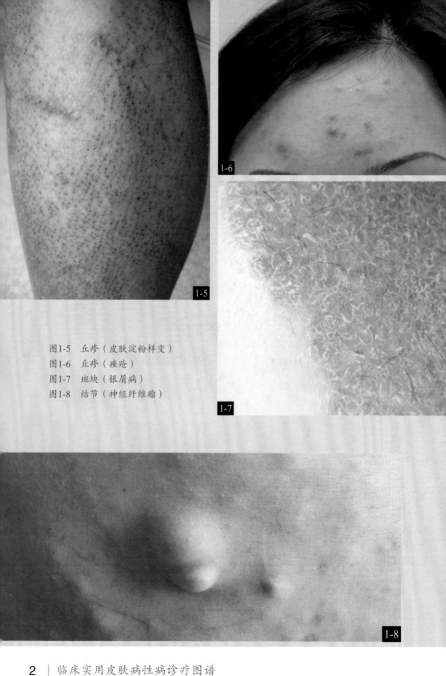

图1-5 丘疹（皮肤淀粉样变）
图1-6 丘疹（痤疮）
图1-7 斑块（银屑病）
图1-8 结节（神经纤维瘤）

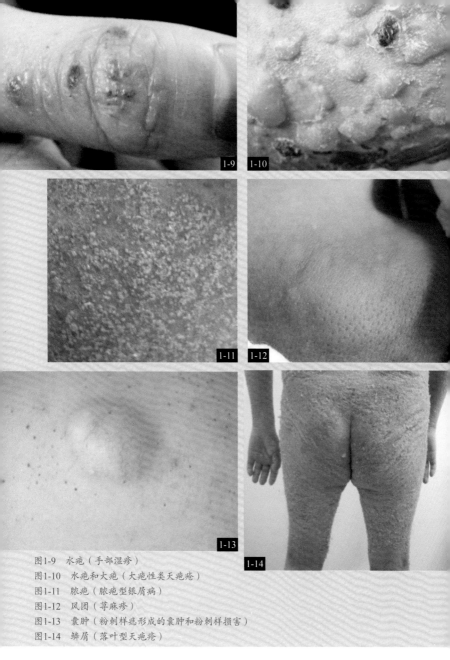

图1-9　水疱（手部湿疹）

图1-10　水疱和大疱（大疱性类天疱疮）

图1-11　脓疱（脓疱型银屑病）

图1-12　风团（荨麻疹）

图1-13　囊肿（粉刺样痣形成的囊肿和粉刺样损害）

图1-14　鳞屑（落叶型天疱疮）

（2）丘疹（papules） 是可触及的直径小于1cm的浅表隆起的实质性皮损。见于扁平疣、传染性软疣、寻常疣、接触性皮炎、湿疹、虫咬皮炎、扁平苔藓、神经性皮炎（图1-5）、脂溢性角化病、日光性角化病、痤疮（图1-6）等。

（3）斑块（plaques） 是可触及的隆起性扁平皮损，直径大于1cm。见于银屑病（图1-7）、麻风、蕈样肉芽肿、环状肉芽肿。

（4）结节（nodules） 是一种发生在真皮或皮下组织中的局限性、实质性皮损，可高出或不高出皮面，可呈圆形或椭圆形。如神经纤维瘤（图1-8）、脂肪瘤、淋巴瘤、结节性红斑、脂膜炎等。

（5）水疱（vesicles） 为高出皮面、直径小于1cm、内含液体的腔隙性损害。见于疱疹病毒感染、急性接触性皮炎、急性湿疹（图1-9）、自身免疫性疱病等。

（6）大疱（bullae） 是直径大于1cm的水疱。见于天疱疮、大疱性类天疱疮（图1-10）、烧伤、昆虫叮咬、刺激性接触性皮炎、重症多型红斑型药疹等。

（7）脓疱（pustules） 是含有脓液的腔隙性皮肤损害。脓疱（图1-11）常见于细菌感染（脓疱疮、毛囊炎），也可见于一些炎症性疾病，如脓疱型银屑病、角层下脓疱病、连续性肢端皮炎。

（8）风团（wheals） 是高出皮面的水肿性、局限性、隆起性皮损。风团是荨麻疹（图1-12）特征性皮损。

（9）囊肿（cysts） 为内含液体或半固体的囊性损害（图1-13），囊肿与周围组织由囊壁分开。见于痤疮、表皮囊肿、多发性脂囊瘤。

二、继发性损害

继发性损害由原发性损害演变而来，或因为损伤、搔抓、感染、治疗不当等原因引起。

（1）鳞屑（scales） 是干燥或油腻的层状角质片，为已经脱落或即将脱落的角质形成细胞。鳞屑可有多种形状，如玫瑰糠疹呈糠秕状，银屑病可呈海蛎壳状，剥脱性皮炎（图1-14）可呈大片状。

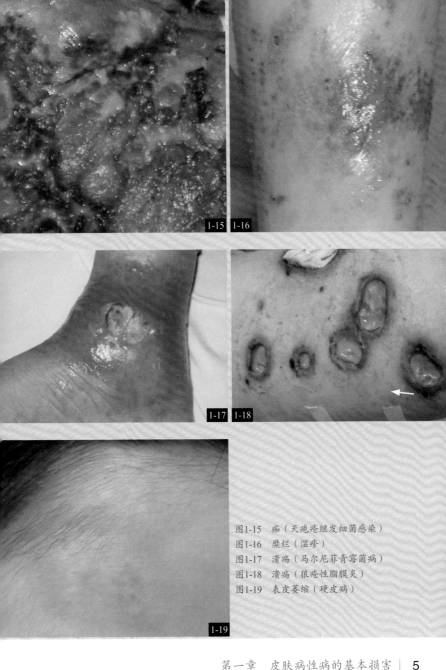

图1-15 痂（天疱疮继发细菌感染）

图1-16 糜烂（湿疹）

图1-17 溃疡（马尔尼菲青霉菌病）

图1-18 溃疡（狼疮性脂膜炎）

图1-19 表皮萎缩（硬皮病）

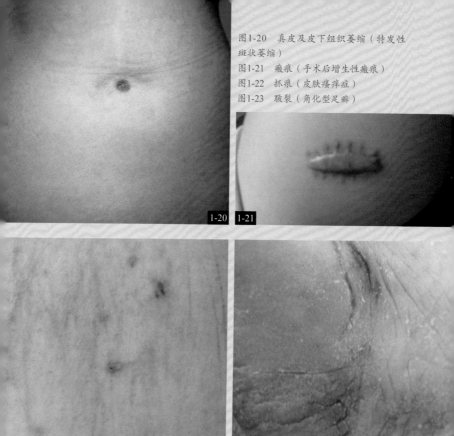

图1-20　真皮及皮下组织萎缩（特发性斑状萎缩）

图1-21　瘢痕（手术后增生性瘢痕）

图1-22　抓痕（皮肤瘙痒症）

图1-23　皲裂（角化型足癣）

　　（2）痂（crusts）　由浆液、脓液、血液与脱落组织、药物等混合干涸后凝结而成。痂可厚可薄，质地可硬可软。颜色因成分而不同。痂可发生于皮肤炎症或感染性疾病（图1-15），如脓疱疮。

　　（3）糜烂（erosions）　表皮或黏膜上皮的局限性缺损。病变表浅，愈合后不形成瘢痕。常由于水疱或脓疱破溃或浸渍处表皮脱落所致，搔抓、摩擦也可以引起线状糜烂（图1-16）。

　　（4）溃疡（ulcers）　皮肤或黏膜较深的局限性缺损，病变深达

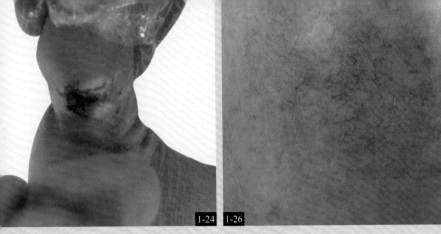

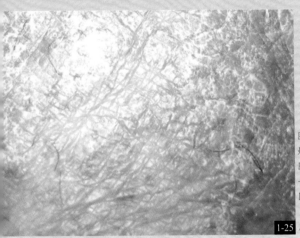

图1-24　浸渍（浸渍糜烂型足癣）

图1-25　苔藓样变（扁平苔藓）

图1-26　毛细血管扩张（面部皮质激素依赖性皮炎）

真皮，甚至皮下组织（图1-17、图1-18）。因损害位置深，溃疡愈合后常有瘢痕形成。溃疡形成的原因有感染、外伤、血管性疾病及肿瘤等。

（5）萎缩（atrophy）　为皮肤的退行性变，可发生于表皮、真皮及皮下组织，由表皮细胞数目或真皮和皮下的结缔组织减少所致。表皮萎缩（图1-19）表现为皮肤干燥、皱纹，像卷烟纸。真皮及皮下组织萎缩（图1-20）表现为局部皮肤凹陷。萎缩可由慢性日光照射、老化、某些炎症性或增生性疾病（如皮肤T细胞淋巴瘤和红斑狼疮）引起。局部长期使用强效糖皮质激素也会产生皮肤萎缩。

（6）瘢痕（scars） 真皮或深部组织外伤或病变后，由新生结缔组织替代形成的损害。瘢痕疙瘩是一种增生性瘢痕，它可以超出损伤部位（图1-21）；瘢痕也可以萎缩凹陷，形成萎缩性瘢痕。

（7）抓痕（excoriations） 搔抓引起的表皮或真皮的线状皮肤缺损。在抓痕的周围常有炎症或表面覆盖痂皮。见于瘙痒性皮肤病，如皮肤瘙痒症、湿疹、荨麻疹（图1-22）或神经功能障碍性皮肤病。

（8）皲裂（fissures） 也称裂隙，是指发生在表皮或真皮的线状裂口。常因皮肤炎症、干燥引起皮肤肥厚、失去弹性而产生。皲裂常发生在指趾、掌跖（图1-23）、口角、唇等部位。

（9）浸渍（maceration） 因长时间置于水中或处于潮湿环境而使皮肤角质层变软变白，常见于指、趾间或过久湿敷的皮损部位（图1-24），浸渍部位的皮肤易发生感染。

（10）苔藓样变（lichenification） 在长期搔抓和摩擦等的刺激下，皮肤粗糙增厚，纹理加深，外观似皮革或树皮样。常见于特应性皮炎、慢性湿疹、扁平苔藓（图1-25）和其他瘙痒性疾病等。

（11）毛细血管扩张（telangiectasia） 指皮肤毛细血管或静脉持久性扩张。可发生在酒渣鼻、硬皮病或长期局部使用含氟的糖皮质激素（图1-26）；也可发生在一些遗传性疾病（如单侧痣样毛细血管扩张）或特发性疾病（如持久性发疹性斑状毛细血管扩张）。

第二章
皮肤病性病的诊断

一、病史

病史包括患者的一般情况、主诉、现病史、既往史、个人史、家族史等。

二、体格检查

体格检查必须有充足的光线，自然光最理想。放大镜观察（图2-1）可用于帮助观察一些小的皮损。触诊可了解皮疹的质地，有无波动感；摩擦可以发现鳞屑的特性；刮除痂皮可以观察皮损的基底状况。

首先了解皮疹的分布和排列；其次，辨别疹形，确定是原发性损害还是继发性损害；然后，根据特定部位分析诊断。痤疮好发于多脂区（图2-2）。日光相关疾病（如日晒伤、红斑狼疮、多形性日光疹）多发生于暴露部位（图2-3）。皮疹的分布也有

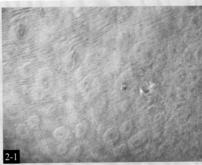

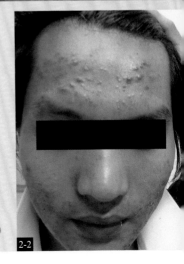

图2-1　皮损的放大镜检查（扁平苔藓）
图2-2　面部多脂区皮疹（痤疮）

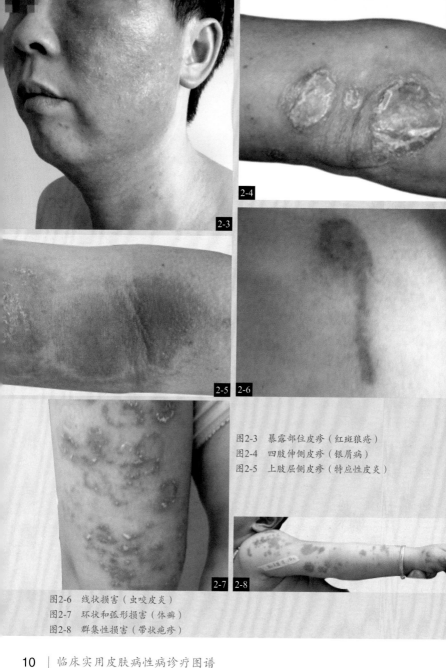

图2-3 暴露部位皮疹（红斑狼疮）
图2-4 四肢伸侧皮疹（银屑病）
图2-5 上肢屈侧皮疹（特应性皮炎）

图2-6 线状损害（虫咬皮炎）
图2-7 环状和弧形损害（体癣）
图2-8 群集性损害（带状疱疹）

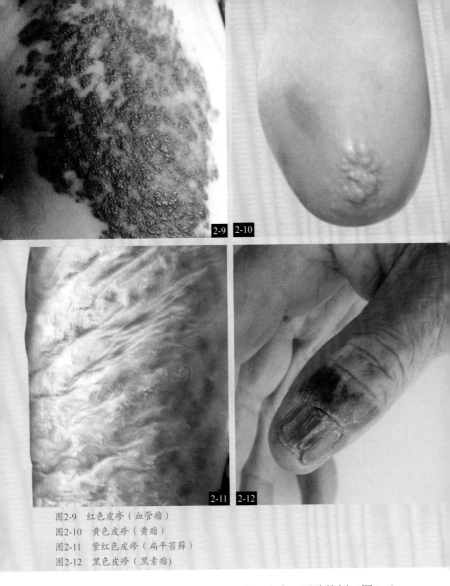

图2-9　红色皮疹（血管瘤）
图2-10　黄色皮疹（黄瘤）
图2-11　紫红色皮疹（扁平苔藓）
图2-12　黑色皮疹（黑素瘤）

助于皮肤病的诊断。银屑病常对称分布于头皮、四肢伸侧（图2-4）。异位性皮炎常累及四肢的屈侧（图2-5）。

　　皮疹的排列对确诊很有价值。排列形式一般有三种模式。① 线状排列模式：很多皮肤病表现为线状或条状损害，与外界因素有关的，如植物性皮炎、线状接触性皮炎、虫爬皮炎（图2-6）等；病毒自身接种，如扁平疣、传染性软疣等；同形反应引起的有银屑病、扁平苔藓；原发的线状损害有表皮痣、色素失调症等；沿血管、淋巴管、神经分布的有血栓性静脉炎、孢子丝菌病、带状疱疹等。② 环状和弧形排列模式：可见于体癣（图2-7）、银屑病、脂溢性皮炎、盘状湿疹、玫瑰糠疹、扁平苔藓、环状肉芽肿、梅毒疹、环状红斑、荨麻疹、多形红斑、红斑狼疮、麻风、皮肤结核等。③ 群集性排列模式：皮损呈群集性分布的疾病有单纯疱疹、带状疱疹（图2-8）、疱疹样皮炎等。

皮肤的颜色由黑色素、血红蛋白、胡萝卜素决定。红色的皮疹常见于炎症性或感染性皮肤病及表浅的血管瘤（如鲜红斑痣，图2-9）；橙色的皮肤损害常见于高胡萝卜素血症；黄色的皮肤损害常见于黄疸、黄褐斑、黄瘤（图2-10）和弹力纤维假黄瘤；紫红色皮疹常见于扁平苔藓（图2-11）、皮肤出血或血管炎；眼睑淡紫色皮疹是皮肌炎的特有表现；黑色皮疹常与黑色素相关，包括黑素细胞或黑色素增多，如痣（图2-12）和黑素瘤。

三、物理检查

（1）**皮肤划痕试验** 用钝器在前臂屈侧皮肤上划过，1～3min后被划处皮肤出现条状水肿性风团，称皮肤划痕征阳性。当用钝器在急性荨麻疹患者的棕红色斑上划动时可出现风团称Darier征，见于皮肤划痕症（图2-13）、荨麻疹、色素性荨麻疹等。

（2）**鳞屑刮除法** 用钝器在皮肤损害上轻刮鳞屑，当刮去层层鳞屑后，可见一层亮膜，刮去亮膜后见点状出血，称奥斯皮茨（Auspitz）征（图2-14），对诊断银屑病有价值。

（3）**棘细胞松解征（尼氏征）的检查**（图2-15） 用于某些有棘层松解现象的大疱性皮肤病的诊断。有四种检查方法：① 推疱移动征，用手指推压水疱一侧，可使水疱沿推力方向移动；② 压疱扩展征，

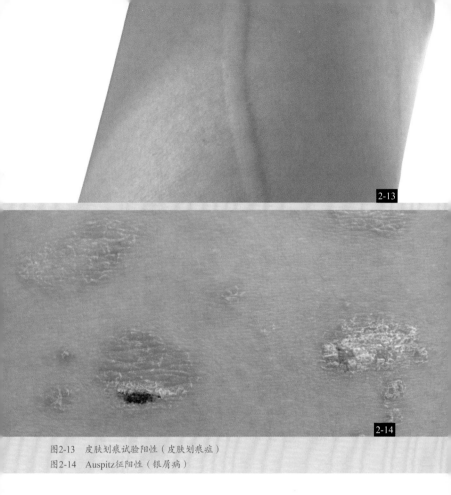

图2-13 皮肤划痕试验阳性（皮肤划痕症）
图2-14 Auspitz征阳性（银屑病）

轻压疱顶，疱液向四周扩散；③ 正常表皮搓落征，推擦外观正常的皮肤，表皮易被剥离；④ 疱壁撕脱征，牵扯破损疱壁，见表皮剥离，甚至波及正常皮肤。

（4）玻片压诊法　将玻片或透明压舌板在皮肤上用力压10~20s，炎性红斑、血管瘤或毛细血管扩张在此压力下可消失，而瘀点、瘀斑、色素沉着则依然存在，寻常狼疮的皮疹在此压力下可见苹果酱样颜色的肉芽肿结节。

四、皮肤试验

常用的方法有下列3种。

（1）斑贴试验（patch test）　用于检测迟发型变态反应的接触变应原。可协助接触性皮炎、职业性皮炎、化妆品皮炎（图2-16）等的诊断。根据受试物的性质配制成适当浓度的拟检物质，置于斑试器中并贴敷于后背或前臂皮肤，分别于试验48h和72h后观察结果。阳性结果表现为红斑、肿胀、丘疹、水疱等；对于接触性荨麻疹，常在试验15～30min后观察结果，表现为风团。

（2）皮内试验（intracutaneous test）　用于检测速发型变态反应（青霉素皮试）和迟发型变态反应（结核菌素试验）。常规消毒，取配制好的皮试液0.1ml进行皮内注射，形成直径为0.1cm的皮丘，15～20min后观察结果，出现红斑、风团为阳性反应。要在48h后观察迟发型变态反应（图2-17）的结果，出现浸润性结节为阳性反应。

（3）醋酸白试验（acetic acid test）　用棉拭子蘸3%～5%的醋酸涂于皮损部位，观察皮损是否变白。醋酸白试验可以帮助诊断尖锐湿疣（图2-18）。

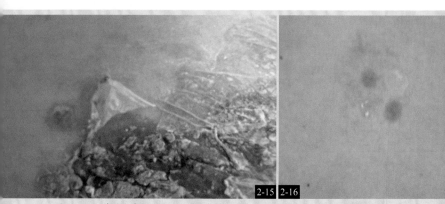

2-15　2-16

图2-15　尼科利斯基征阳性（天疱疮）
图2-16　斑贴试验阳性（化妆品皮炎）

（4）光生物学试验（photobiologic test）　包括光斑贴试验和光敏试验。光斑贴试验是在斑贴试验基础上给予一定量的紫外线照射（图2-19），如有光敏物质存在，光照射后，在受试部位可出现迟发型变态反应。光敏试验是通过对最小亚红斑量（MED）的测定来判断皮肤对紫外线的敏感性。该试验用于确定光敏物质和诊断光敏性皮炎。

（5）冷球蛋白试验　用于紫癜、雷诺现象、红斑狼疮及对寒冷敏感的发绀病的诊断。方法为抽取患者10ml静脉血，在37℃孵箱中分离出血清后置于5℃冰箱。

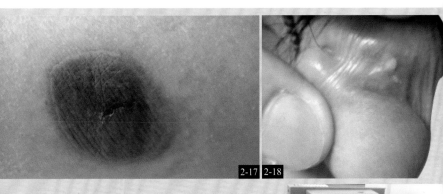

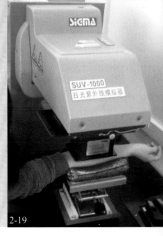

图2-17　皮内试验强阳性（结核菌素试验）
图2-18　醋酸白试验阳性（尖锐湿疣）
图2-19　光敏试验（最小红斑量测定）

第三章
皮肤病性病的治疗药物

第一节 内用药物

　　皮肤科的内用药物种类丰富，但常用的主要有四大类，总结为"一抗三素"（表3-1-1～表3-1-5），即抗组胺药（H_1受体拮抗药）、皮质激素、抗生素、维生素。

一、H1受体拮抗药

表3-1-1　第一代H_1受体拮抗药

药名	用法	不良反应及注意事项	特殊功效
氯苯那敏（扑尔敏）	口服：4mg，3次/日 儿童：0.35mg/（kg·d） 肌注：10mg，1次/日	嗜睡、胸闷、心悸等	—
苯海拉明	口服：25～50mg，3次/日 肌内注射：20mg，1次/日	可致贫血、头晕、嗜睡明显。青光眼患者慎用	镇吐、抗晕动症
赛庚啶	口服：2～4mg，3次/日	嗜睡。青光眼患者及新生儿禁用	寒冷性荨麻疹
羟嗪	口服：25～50mg，3次/日	嗜睡、头痛、口干、致畸。6岁以下儿童禁用	皮肤划痕症、寒冷性荨麻疹

药名	用法	不良反应及注意事项	特殊功效
异丙嗪	口服：25mg，3次/日 肌注：25～50mg，1次/日	明显嗜睡。青光眼、肝肾功能减退者慎用	—
曲普利啶	口服：2.5～5mg，2次/日 儿童：0.1mg/（kg·d）	轻度嗜睡，青光眼。新生儿及哺乳期妇女禁用	—
美喹他嗪	口服：5mg，2次/日	嗜睡、口干、便秘、青光眼。孕妇禁用	—
去氯羟嗪	口服：25～50mg，3次/日	嗜睡、可能致畸	皮肤划痕症

表3-1-2　第二代H₁受体拮抗药

药名	用法	不良反应及注意事项
咪唑斯汀	口服：10mg，1次/日	忌与红霉素及唑类抗真菌药物合用
氯雷他定	口服：10mg，1次/日	偶有口干、头痛
地氯雷他定	口服：5mg，1次/日	不良反应相对少
西替利嗪	口服：10mg，1次/日	偶有口干、头痛
左西替利嗪	口服：5mg，1次/日	不良反应相对少
阿伐斯汀	口服：8mg，1～2次/日	肾功能减退者慎用
美喹他嗪	口服：5mg，2次/日	口干、视物模糊；青光眼、前列腺肥大者禁用
依巴斯汀	口服：10mg，1～2次/日	不良反应相对少

二、糖皮质激素

表3-1-3　常用的糖皮质激素

类别	药名	抗炎作用/比值	糖代谢/比值	水盐代谢/比值	等效剂量/比值	维持时间/h	成人一般用量/mg
低效	氢化可的松	1	1	1	20	5	口服：20～40 静脉滴注：100～400

类别	药名	抗炎作用/比值	糖代谢/比值	水盐代谢/比值	等效剂量/比值	维持时间/h	成人一般用量/mg
中效	泼尼松（强的松）	3.5	3.5	0.6	5	12～36	口服：10～60
	泼尼松龙（强的松龙）	4	4	0.6	5	12～36	口服：10～60 肌内注射：10～40
	甲泼尼龙（甲基强的松龙）	5	5	0.5	4	12～36	口服：16～40 静脉滴注：20～40
	曲安西龙（去炎松）	5	5	0	4	12～36	口服：8～40 肌内注射：40～80
高效	地塞米松	30	30	0	0.75	36～54	口服：1.5～9 静滴或肌注：5～15
	倍他米松	25～35	30～35	0	0.6	36～54	口服：1～6 静滴或肌注：2～20

三、抗生素

表3-1-4 常用的抗生素

种类	常用药物	抗菌谱	适应证	不良反应
青霉素类	青霉素、氨苄西林、阿莫西林、氯苄西林、哌拉西林	G^+菌、螺旋体	丹毒、类丹毒、疖、蜂窝织炎、炭疽、梅毒、放线菌、原发和继发性皮肤感染	过敏反应

种类	常用药物	抗菌谱	适应证	不良反应
头孢菌素类	头孢氨苄、头孢拉定、头孢呋辛、头孢克洛、头孢替安、头孢曲松钠、头孢哌酮钠、头孢吡肟	G^-菌、部分G^+菌、螺旋体	原发和继发性皮肤感染、梅毒、淋病、炭疽等	过敏反应
碳青霉烯类	亚胺培南-西司他丁钠、美洛培南、厄他培南、法罗培南、比阿培南	G^+菌和G^-菌	主要用于G^-菌和G^+菌引起的各种严重感染	过敏反应,与青霉素有交叉过敏
氨基糖苷类	链霉素、庆大霉素、阿米卡星、大观霉素	G^-菌、部分G^+菌	主要用于G^-菌引起的皮肤黏膜感染、淋病、皮肤结核	过敏反应,耳、肾毒性
大环内酯类	红霉素、罗红霉素、克拉霉素、阿奇霉素	G^+菌、衣原体、厌氧菌	淋病、生殖道沙眼衣原体感染、硬下疳、红癣	胃肠道反应
四环素类	四环素、米诺环素、多西环素	G^+和G^-菌、衣原体、立克次体、螺旋体	痤疮、酒渣鼻、淋病及生殖道沙眼衣原体、立克次体感染	光敏、色素沉着。儿童长期应用可使牙齿黄染。米诺环素可引起眩晕
喹诺酮类	氧氟沙星、氟罗沙星、加替沙星、司帕沙星	G^+和G^-菌、衣原体	生殖道沙眼衣原体感染、脓皮病	胃肠道不适、含氟离子可能引起骨病变
磺胺类	复方磺胺甲噁唑(复方新诺明)	G^+和G^-菌、衣原体	脓皮病、软下疳、衣原体及奴卡菌感染	过敏反应

种 类	常用药物	抗菌谱	适应证	不良反应
糖肽类	克林霉素、林可霉素、多黏菌素	厌氧菌、G$^+$需氧菌	敏感菌所致皮肤软组织及泌尿生殖道感染	过敏反应、胃肠道反应
其他类	利福平	结核杆菌、G$^+$菌	皮肤结核、麻风、军团菌肺炎	恶心、呕吐、肝损害
	万古霉素	G$^+$菌	严重G$^+$菌感染	过敏反应、耳毒性、肾毒性
	甲硝唑、替硝唑、奥硝唑	原虫、厌氧菌	阴道毛滴虫、蠕形螨病	胃肠反应、口腔异味

四、维生素

表3-1-5 常用的维生素

药 名	药理作用	适应证	不良反应	用法
维生素A	调节上皮组织的生长、增生和分化，改善角化过度	维生素A缺乏症、角化性皮肤病、银屑病等	长期大剂量使用可引起中毒	2.5万单位/次，每日3次
维生素D	对胆碱酯酶和组胺有拮抗作用，使血管扩张，促进毛发生长	异位性皮炎、银屑病等	长期大剂量使用可引起中毒	口服：2万单位/日，分3次服。肌注：20万单位/次，每周1~2次
维生素K	合成凝血酶原的必需物质，具有止血作用	紫癜性皮肤病、慢性荨麻疹	面部潮红、出汗、胸闷等	

药 名	药理作用	适应证	不良反应	用法
维生素E	有较强的抗氧化作用，增强皮肤毛细血管抵抗力，维持正常通透性，改善血运	血管性疾病，如冻疮、紫癜性皮肤病；角化性皮肤病、结缔组织病、黄褐斑等	大剂量可致腹痛、腹泻等	口服：每次100mg，每日2～3次
维生素B_1	抑制胆碱酯酶的活性，减轻皮肤炎症反应	带状疱疹、皮炎湿疹及各种瘙痒症	极少数患者可过敏	口服：每次10～20mg，每日3次；肌注：100mg，每日1次
维生素B_2	参与糖、脂肪、蛋白质代谢	脂溢性皮炎、痤疮、酒渣鼻、斑秃等	服药后尿呈黄色	口服：每次10mg，每日3次
维生素B_6	增强表皮细胞的功能，改善皮肤黏膜的代谢、降低血管通透性	脂溢性皮炎、痤疮、酒渣鼻、秃发、湿疹、皮炎、银屑病等	偶有过敏反应；孕妇慎用	口服：每次10～20mg，每日3次
维生素B_{12}	参与核酸、胆碱、蛋氨酸的合成及脂肪、糖的代谢	慢性荨麻疹、银屑病急性期、扁平疣、带状疱疹等	偶尔可引起过敏	肌注：每次0.5mg，每日或隔日1次
维生素PP（烟酸／烟酰胺）	扩张血管，改善皮肤营养，是5-羟色胺拮抗药，有抗过敏及止痒作用，也降低皮肤对光线的敏感性	糙皮病（烟酸缺乏症）、瘙痒性皮肤病、冻疮、硬皮病、慢性溃疡、光敏性皮肤病、皮肤脉管性疾病	皮肤潮红、瘙痒、灼热感、荨麻疹、恶心、呕吐、心悸等	烟酸：口服每次50～100mg，每日3次。烟酰胺：口服每次50～200mg，每日3次
维生素C	参与氧化还原反应；降低毛细血管通透性及脆性，促进肉芽组织生长和愈合，有拮抗组胺和缓激肽作用	紫癜性皮肤病、过敏性皮肤病、色素性皮肤病、伤口愈合不良等	长期口服引起草酸盐结石	口服：每次100～200mg，每日3次，静滴：每日3～5g，每日1次

药 名	药理作用	适应证	不良反应	用法
维生素P(芦丁)	维持血管抵抗力、降低其通透性、脆性、增强维生素C活性	紫癜性皮肤病、过敏性疾病	—	口服：每次1～2片，每日3次

第二节　外用药物

外用药物见表3-2-1、表3-2-2。

表3-2-1　外用药物的性能及主要作用

类别	药物举例	主要作用
清洁剂	3%硼酸、5‰高锰酸钾溶液、生理盐水	清除渗出物、鳞屑和痂皮
保护剂	氧化锌、滑石粉、淀粉、植物油	润滑、收敛、清凉、保护
止痒剂	5%樟脑、1%薄荷脑、2%苯酚、1%盐酸达克罗宁	清凉止痒
抗菌剂	2%氯霉素、0.1%依沙吖啶(雷佛奴尔)、1%硫酸新霉素、5‰高锰酸钾、0.2%呋喃西林	抗细菌
抗真菌剂	5%水杨酸、3%克霉唑、1%咪康唑、2%酮康唑、1%联苯苄唑、1%特比萘芬、1%十一烯酸、6%苯甲酸	抗真菌
抗病毒剂	5%阿昔洛韦（无环鸟苷）、0.1%酞丁安、1%碘苷	抑制病毒复制
杀虫剂	10%硫黄、10%克罗米通、1%林旦、50%百部	杀灭疥螨、蠕形螨
角质促成剂	5%煤焦油、10%黑豆馏油、3%水杨酸、5%硫黄、0.5%蒽林、5%糠馏油、10%鱼石脂	促进表皮角质层恢复正常

类别	药物举例	主要作用
角质松解剂	10%水杨酸、10%间苯二酚（雷锁辛）、30%尿素、1%维A酸	松解角质细胞
腐蚀剂	30%三氯醋酸、纯石炭酸、纯硝酸银、20%水杨酸	腐蚀、去除肉芽及赘生物
收敛剂	0.1%硝酸银、2%醋酸铝、1%硫酸铜、1%硝酸银	收敛、消除水肿及渗出
遮光剂	4%二氧化钛、5%对氨基苯甲酸、3%奎宁	遮光
脱色剂	5%氢醌、20%壬二酸	脱色
抗炎剂	0.05%氟轻松、0.1%曲安西龙（去炎松）	抗变态反应炎症

表3-2-2 外用药物的剂型和作用

剂型	主要基质及其组成	作用	适应证
溶液	水＋水溶性药物	减少渗出、散热、消炎及清洁	急性炎症伴有大量渗出
洗剂	粉剂＋水＋药物	止痒、散热、干燥及保护作用	急性皮炎无渗液
油剂	植物油＋药物	除痂、清洁、保护及滋润作用	亚急性皮炎
酊剂	乙醇＋溶于乙醇的药物	消炎、杀菌和止痒	慢性皮炎、瘙痒症
粉剂	淀粉、氧化锌、滑石粉	吸收水分、干燥、保护	急性皮炎无糜烂和渗出
软膏	凡士林＋羊毛脂＋药物	润滑、除痂等，渗透作用强	慢性皮炎
乳剂	油和水经乳化而成	保护、润泽作用，渗透性较好	急性、亚急性、慢性皮炎
糊剂	软膏＋粉剂＋药物	消炎、保护、干燥等	亚急性皮炎
硬膏	黏着性基质＋药物	保护、消炎、阻止水分蒸发	慢性皮炎
涂膜	成膜材料＋挥发性溶剂＋药物	保护、减少摩擦、作用持久并有促渗透作用	慢性皮炎

剂型	主要基质及其组成	作用	适应证
凝胶	丙二醇凝胶＋聚乙二醇＋药物	保护、润泽作用，渗透性较好，不油腻	亚急性或慢性皮炎
气雾剂	成膜材料＋液化气体＋药物	作用同涂膜，使用简便	各种皮炎
促渗透剂	二甲亚砜液、丙二醇、甘油	溶解药物性能强，穿透皮肤作用强	慢性皮炎

外用药物的治疗原则

（1）正确选用外用药物的种类　应根据皮肤病的病因、发病机制、病理变化、自觉症状等选择外用药物，如细菌性皮肤病宜选抗菌药物，真菌性皮肤病可选抗真菌药物，变态反应性疾病选择糖皮质激素或抗组胺药，瘙痒者选用止痒剂，角化不全者选用角质促成剂，角化过度者选用角质软化剂等。

（2）正确选用外用药物的剂型　应根据皮肤病的皮损特点进行选择，原则如下：① 急性皮炎，有渗出者，选用溶液；无渗出者，选用粉剂、洗剂；② 亚急性皮炎，有少量渗出者，选用油剂、糊剂；无渗出者，选用乳剂、糊剂；③ 慢性皮炎，选用乳剂、软膏、硬膏、酊剂等；④ 单纯瘙痒，选用乳剂、酊剂等。

（3）正确的使用方法

① 根据皮损的性质选用不同的用药方法，如渗出性皮损选用冷湿敷法；增生、浸润及苔藓样变皮损，可局部涂药薄膜封包，以促进药物吸收，提高疗效；对浅表性皮损，可单独涂擦乳剂或软膏。

② 药物浓度要适当，不同浓度的药物，作用亦不同，应由低到高逐渐增加浓度。

③ 用药要根据患者年龄、性别和患病部位，刺激性强或浓度高的药物不宜用于小儿、妇女的面部、腔口周围皮肤及黏膜。

④ 外用药物的用法应向患者或家属交代清楚，以取得较好的疗效。如洗剂，用前需摇匀，软膏每日可用2次；湿敷应做到保持敷料

潮湿和清洁等。

⑤ 用药过程中，如有刺激、过敏和中毒现象，应立即停用并作适当处理。

⑥ 对皮肤敏感者，宜选用温和而刺激性小的药物，先小面积使用，无不良反应，可大面积使用；皮损较大者，应选用浓度较低的药物，或将皮损分片治疗。

第三节　物理治疗

物理疗法是指利用各种物理手段（如光、电、热、低温等）来治疗皮肤病的方法。

一、电疗

电疗用于治疗小皮赘、黄瘤、病毒疣、毛细血管扩张症、蜘蛛痣、局限性多毛症等。

二、光疗

1. 紫外线（UV）　适用于银屑病、玫瑰糠疹、白癜风、慢性溃疡、带状疱疹、痤疮及皮肤感染等。一般10次为1个疗程。常用于治疗的紫外线主要是UVA、UVB和窄波UV。

2. 激光

（1）激光手术　适用于各种皮肤良性赘生物，如寻常疣、尖锐湿疣、跖疣、软纤维瘤、脂溢性角化病、鸡眼、汗管瘤、化脓性肉芽肿等。

（2）选择性激光　这类激光包括308准分子激光（可用于治疗白癜风、银屑病等）；511nm或578nm铜蒸气脉冲激光，578nm或585nm可调染料脉冲激光，可用于治疗鲜红斑痣、毛细血管扩张症、蜘蛛痣、血管角皮瘤、红色文身等；694nmQ开关脉冲红宝石激光、

755nmQ开关紫翠玉激光、1064nmNd：YAG Q开关激光，可用于治疗皮肤真皮层褐色或黑色皮病，如太田痣、异物色素沉着、黑色文身等；532nm Q开关激光、510nm 染料激光，可用于治疗皮肤浅层褐色或红色病变，如鲜红斑痣、雀斑、咖啡斑等。

（3）激光脱毛　根据选择性光热作用的原理，选择对毛囊和毛干中的黑素颗粒具有良好吸收性的特定波长激光，以达到破坏毛囊又不损伤其周围组织的效果。

3. 光子嫩肤技术　光子嫩肤是一种使用强脉冲光（500～1200nm）非剥脱性疗法，可消除细小皱纹、去除毛细血管扩张、色素斑等。

三、水疗

水疗是利用水的温度和清洁以及加入水中的药物作用来治疗皮肤病的方法。临床以采用盆浴浸泡为主。皮肤科的水浴种类有以下几种：① 淀粉浴具有镇静、安抚和止痒作用，适用于皮肤瘙痒症、泛发性神经性皮炎、痒疹和慢性湿疹等；② 人工海水浴，具有改善皮肤血液循环、提高皮肤代谢能力、增加皮肤对紫外线的光敏能力，适用于硬皮病、银屑病等；③ 高锰酸钾浴，具有杀菌和除臭作用，适用于有渗出的皮肤疾病，如天疱疮、重症药疹、剥脱性皮炎的辅助治疗；④ 中药浴，根据中医辨证施治原则，选择适当药物。

四、微波疗法

微波疗法适用于增生性皮肤病，如各种疣、皮赘、血管瘤、脂溢性角化病、汗管瘤、皮脂腺、化脓性肉芽肿等。

五、冷冻疗法

皮肤科常用液氮。冷冻后局部组织发白、肿胀，为一冻融过程，视情况有时需要再次冻融。一般冷冻后1～2天内起水疱，然后干燥结痂，10～14天脱痂而愈。适用于各种疣、结节性痒疹、血管瘤、化脓性肉芽肿、瘢痕疙瘩、鸡眼、鲍恩病等。

第四章
病毒性皮肤病

第一节 疣

疣（verruca）是人类乳头瘤病毒（HPV）感染引起的皮肤良性新生物，其常见的类型有寻常疣（verruca vulgaris）、跖疣（verruca plantaris）、扁平疣（verruca plana）、尖锐湿疣（condyloma acuminatum）。疣状表皮发育不良（epidermodysplasia verruciformis）是一种以广泛扁平疣为特征的遗传性疾病，是由人乳头瘤病毒（HPV）-3、HPV-5、HPV-8等亚型慢性感染引起。

一、寻常疣

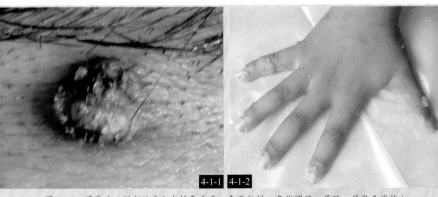

4-1-1 4-1-2

图4-1-1 寻常疣（颈部豌豆大灰棕色丘疹，表面粗糙，角化明显，质硬，呈乳头瘤状）
图4-1-2 寻常疣（手部多发黄豆至豌豆大的肤色丘疹，边界清楚，表面粗糙）

【诊断】

1. 典型皮损为针头至豌豆大或更大的灰黄色、棕色或肤色的丘疹或结节，表面粗糙，角化明显，质硬，呈乳头瘤状。多无自觉症状。

2. 好发于手背、手指、甲缘或足等，见图4-1-1、图4-1-2。

3. 病程呈慢性，有一定自限性。

【治疗】

1. 治疗原则　皮损数目少者以局部治疗为主，皮损数目多者以全身用药配以局部治疗。

2. 局部用药　外用药物包括5%咪喹莫特乳膏、5%氟尿嘧啶软膏、10%水杨酸软膏、鸦胆子仁等，操作时应注意保护疣体周围皮肤；激光、液氮冷冻治疗均可取得较好疗效；手术刮除、电灼、微波等治疗均可应用。

3. 全身用药　目前尚无确切有效的治疗方法。可试用左旋咪唑、干扰素或聚肌胞等免疫调节药及中药治疗。

二、跖疣

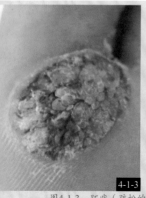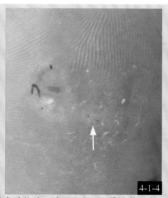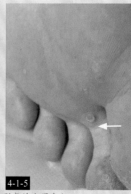

图4-1-3　跖疣（疏松的角质软芯，并可见毛细血管破裂、出血形成的小黑点）

图4-1-4　跖疣（角化性淡黄色胼胝样斑块，边缘绕以增厚的角质环，散在小黑点）

图4-1-5　跖疣（棕褐色胼胝样斑块和扁平丘疹，表面粗糙不平）

【诊断】

1. 发生于足底的寻常疣，见图4-1-3～图4-1-5。

2. 皮损初为角质小丘疹，渐增至黄豆或更大，因足底受压而形成角化性淡黄色或棕褐色胼胝样斑块或扁平丘疹，表面粗糙不平，边缘绕以增厚的角质环，去除角质后，其下为疏松的角质软芯，毛细血管破裂、出血可形成小黑点。

3. 病程呈慢性。

4. 可有疼痛或压痛。

【治疗】

治疗同寻常疣。

三、扁平疣

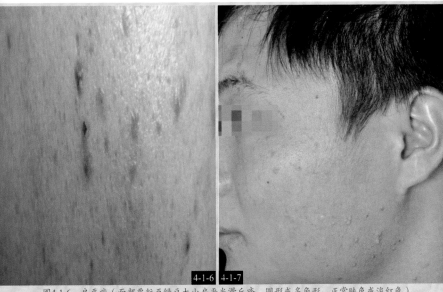

4-1-6 4-1-7

图4-1-6 扁平疣（面部粟粒至绿豆大小扁平光滑丘疹，圆形或多角形，正常肤色或淡红色）

图4-1-7 扁平疣同形反应（Koebner现象），皮损呈线状排列

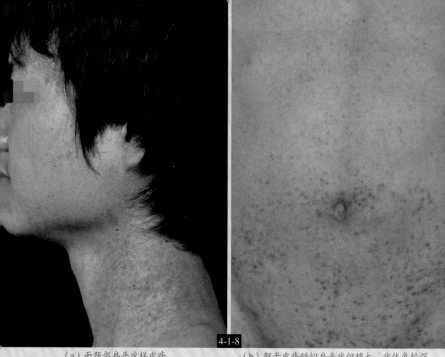

（a）面颈部扁疣样皮疹　　　　　（b）躯干皮疹酷似扁疣但稍大，疣体色较深

图4-1-8　疣状表皮发育不良（面颈部及躯干棕黑色扁平丘疹）

【诊断】

1. 多见于青少年，好发于面部、手背及前臂，见图4-1-6、图4-1-8。

2. 皮损为粟粒至绿豆大小扁平光滑丘疹，圆形或多角形，正常肤色或淡褐色，如搔抓，可沿抓痕呈串珠状排列，即同形反应，又称科布内现象（Koebner phenomenon）。皮疹数目较多，散在或密集分布。

3. 无自觉症状或偶感瘙痒。

4. 病程呈慢性，少数患者可在2年或更久自行消退，但可复发。

【治疗】

1. 治疗原则　同寻常疣。

2. 局部治疗　可选5%咪喹莫特乳膏、0.05%维A酸软膏、3%酞丁安霜等。数量少者可用电灼、微波、冷冻、二氧化碳激光等治疗，面部慎用。

3. 全身治疗　泛发者可选用免疫调节药。

四、疣状表皮发育不良

【诊断】

1. 自幼发病，亦可初发于任何年龄。在易感性家族中，表现为常染色体隐性遗传。

2. 好发于面颈、手背、前臂，但常全身泛发，皮损分散或融合，见图4-1-8。

3. 皮疹表现为多形性，发生于面颈、手背者酷似扁平疣，也可呈鳞片状或色素脱失类似花斑癣，可伴掌跖角化、甲改变、雀斑样痣及智力发育迟缓。

4. 组织病理表现为表皮角化过度，棘层肥厚，其上部及颗粒层部分细胞较大，有明显核周晕和蓝灰色苍白的胞浆以及不同大小的角质透明颗粒。

【治疗】

目前无满意疗法，用于扁平疣的方法均可试用；也可使用维A酸类药物。

五、尖锐湿疣

详见第二十一章。

第二节　传染性软疣

传染性软疣（molluscum contagiosum）为传染性软疣病毒感染所致的一种传染性增生性皮肤病。经直接接触（包括性接触）、间接接触和自身接种传染，免疫缺陷者可发生广泛性损害。

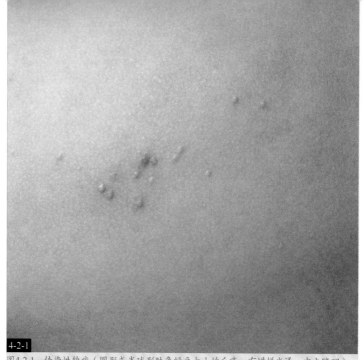

4-2-1

图4-2-1 传染性软疣（圆形或半球形肤色绿豆大小的丘疹，有蜡样光泽，中央脐凹）

【诊断】

1. 好发于儿童和青年女性。

2. 典型皮损为粟粒至豌豆大小圆形或半球形肤色丘疹，有蜡样光泽，中央脐凹，可挤出干酪样软疣小体。

3. 躯干及上肢屈侧多见，见图4-2-1。经性接触传播者，疣体以生殖器、臀、下腹部及大腿内侧或肛周等部位多见。

【治疗】

1. 以局部治疗为主。无菌条件下，用刮匙将疣体刮除，或用有齿镊或血管钳夹破疣体，挤出内容物，2%～5%碘酊涂抹，压迫止血。

2. 合并细菌感染者，先外用抗生素，感染消退后再按上述方法治疗。

第三节　单纯疱疹

单纯疱疹（herpes simplex）是单纯疱疹病毒（herpes simplex virus，HSV）感染，以簇集性水疱为特征的病毒性皮肤病。HSV分为Ⅰ型和Ⅱ型。Ⅰ型主要引起生殖器以外的皮肤黏膜交接处的损害及脑部感染。Ⅱ型感染主要引起生殖器部位损害（详见生殖器疱疹）及新生儿感染。

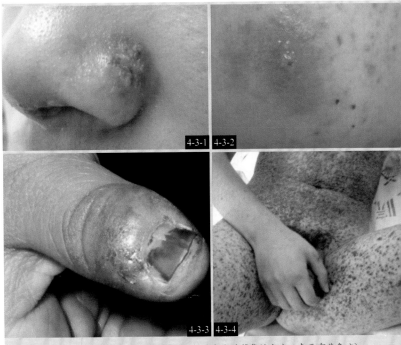

图4-3-1　单纯疱疹（鼻部皮肤红斑上粟粒至绿豆大小的簇集性水疱，表面有黄色痂）
图4-3-2　单纯疱疹（面部红斑上粟粒至绿豆大小的簇集性水疱）
图4-3-3　疱疹性瘭疽（疱疹病毒接种于手指，局部形成红肿和水疱，剧烈疼痛）
图4-3-4　白血病伴泛发单纯疱疹（全身红斑基础上形成水疱，疱液中检出Ⅰ型疱疹病毒）

【诊断】

1. 好发于皮肤黏膜交界处如口唇、鼻孔、眼、外生殖器、肛周等部位，见图4-3-1～图4-3-4。

2. 皮疹为红斑的基础上粟粒至绿豆大小的簇集性水疱，内容澄清，疱壁薄而易破，破后结痂，愈后可留下暂时性色素沉着。

3. 局部轻度灼痛或（和）微痒，可有不同程度的发热及邻近淋巴结肿大。

4. 有自限性，一般1～2周自愈，但易复发。

【治疗】

1. 局部治疗　可选用1%～5%阿昔洛韦软膏，0.5%～3%酞丁安擦剂等。若继发细菌感染，可选用莫匹罗星软膏、红霉素软膏等。

2. 全身用药　可选用阿昔洛韦、伐昔洛韦等。频繁发作者（1年发作6次以上）或具有免疫低下者可增加疗程，同时可给予免疫调节药。新生儿，推荐静脉使用阿昔洛韦。

第四节　水痘

水痘（varicella）是水痘-带状疱疹病毒初次感染引起的急性传染病。传染性强，主要发生于儿童，以发热及皮肤分批出现向心性分布的红色斑丘疹、水疱、结痂为特征。

【诊断】

1. 见于1～10岁的儿童，潜伏期为2～3周。

2. 起病较急，可有发热、头痛、全身倦怠等前驱症状。

3. 典型皮损呈米粒至豌豆大的圆形或椭圆形紧张水疱，周围明显红晕，水疱中央可有脐凹。皮疹呈向心性分布，先出现于头面部，后出现于躯干、四肢，见图4-4-1、图4-4-2。

4. 皮损常分批发生，丘疹、水疱及结痂常同时存在，不同进程

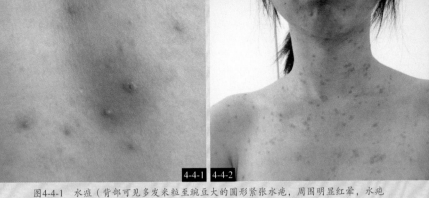

图4-4-1 水痘（背部可见多发米粒至豌豆大的圆形紧张水疱，周围明显红晕，水疱中央可有脐凹）

图4-4-2 成人水痘（红斑、丘疹、水疱呈向心性分布，头面部、躯干明显）

的皮损共存是水痘的标志。

5.健康儿童感染水痘，预后良好，病程为2~3周。成人水痘症状较重，易伴并发症，如肺炎、心肌炎及中枢神经系统症状等。

【治疗】

抗病毒、止痒等对症治疗为主，应注意防治继发细菌感染（参见带状疱疹），注意隔离治疗。

第五节 带状疱疹

带状疱疹（herpes zoster）是由水痘-带状疱疹病毒感染所致的沿单侧周围神经分布的簇集性水疱及神经痛为特征的病毒性皮肤病。

【诊断】

1. 发疹前数日可有疲倦、低热、全身不适、食欲缺乏等前驱症状。

2. 神经痛为本病特征之一，发疹前或伴随皮疹出现。儿童较轻或无，老年患者常疼痛剧烈，且消退后易遗留较长时间的神经痛。

3. 典型皮损表现为在红斑基础上出现簇集性粟粒至绿豆大小水

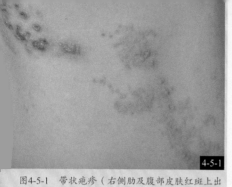
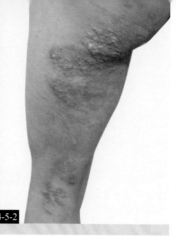

4-5-1

4-5-2

图4-5-1　带状疱疹（右侧肋及腹部皮肤红斑上出现簇集性绿豆大小水疱，疱液澄清，各水疱簇之间皮肤正常）

图4-5-2　右下肢带状疱疹

疱，疱液常澄清，水疱簇间皮肤正常。也可有血疱、坏死、溃疡等表现。愈后可遗留暂时性色素沉着，发生坏死溃疡者可遗留瘢痕。

4. 皮损沿单侧周围神经走向呈带状分布，好发于肋间神经、三叉神经、臂丛神经及坐骨神经支配区域的皮肤，见图4-5-1 -图4-5-5。

5. 病程有自限性，为2～3周，老年患者可达3～4周。

6. 特殊部位的带状疱疹有以下几种

① 眼带状疱疹：病毒侵犯三叉神经眼支者，可引起疱疹性溃疡性角膜结膜炎。

② 耳带状疱疹，病毒侵犯听神经者，表现为耳道或鼓膜的疱疹。

③ 面瘫、耳痛-外耳道疱疹三联征，膝状神经节受累同时侵犯面神经的运动和感觉神经纤维者，又称Ramsey-Hunt综合征。

【治疗】

1. 治疗原则　抗病毒、镇痛和预防继发感染及防治并发症。

2. 局部治疗　可选1%～5%阿昔洛韦软膏、1%喷昔洛韦软膏等。若继发细菌感染，可选莫匹罗星软膏，水疱破裂后可选用0.1%依沙吖啶溶液湿敷。眼部损害者应使用0.1%阿昔洛韦滴眼液等，必要时请眼科协助治疗。

3. 全身治疗

① 抗病毒：皮损局限者可口服阿昔洛韦0.2g，5次/日；或口服

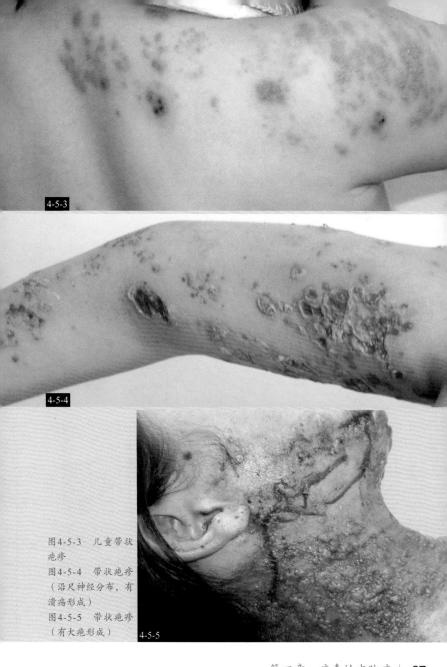

图4-5-3　儿童带状
疱疹

图4-5-4　带状疱疹
（沿尺神经分布，有
溃疡形成）

图4-5-5　带状疱疹
（有大疱形成）

伐昔洛韦0.3g，2次/日；皮损广泛严重者可静滴阿昔洛韦0.5g，2～3次/日，持续7～10日。

② 镇痛：口服镇痛类药物如卡马西平，三环类抗抑郁药物如加巴喷丁、普瑞巴林等。局部可使用利多卡因、辣椒辣素霜、神经阻滞治疗等。

③ 皮质激素：其应用有争议，老年患者如无禁忌证可用泼尼松30mg/d减轻炎症反应。

④ 营养神经药：可选用维生素B_1、维生素B_{12}等。

⑤ 免疫调节药：如转移因子、胸腺素、丙种球蛋白。

4. 理疗　可选用紫外线、红外线、氦氖激光等。

第六节　传染性红斑

传染性红斑（erythema infectiosum）是一种可能由病毒引起的轻度发疹性传染病。以面部、臀部及四肢特征性红斑为临床特征，全

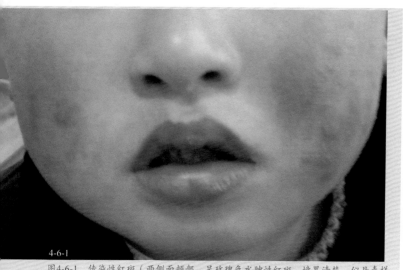

4-6-1

图4-6-1　传染性红斑（两侧面颊部，呈玫瑰色水肿性红斑，境界清楚，似丹毒样、无鳞屑，消退从中央开始，形成环形）

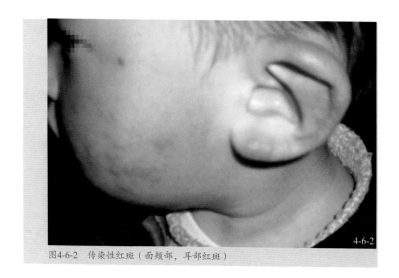

图4-6-2 传染性红斑（面颊部，耳部红斑）

身症状轻微。

【诊断】

1. 潜伏期为5～14天，平均6天，无明显前驱症状。

2. 皮损（图4-6-1、图4-6-2）为突然发生于两侧面颊部，分布于鼻的两侧，呈蝶形分布的玫瑰色水肿性红斑，境界清楚，似丹毒样，无鳞屑。1～2天内皮疹蔓延至胸背、上肢、臀部及手足。此时出现对称分布的花边状或网状的斑丘疹，具有特征性。皮损持续6～10天后从中央开始消退，形成环形、轮回状或鱼鳞状。消退的先后顺序和发疹的顺序相同，消退后不留痕迹。

3. 自觉症状不明显，偶感微痒或烧灼感。

4. 本病有自限性，为10～12天。

【治疗】

1. 注意隔离，直至皮疹消退。

2. 予一般的对症支持治疗。

3. 局部可外用炉甘石洗剂。

第七节　鲍恩样丘疹病

鲍恩样丘疹病（bowenoid papulosis）是发生于生殖器部位的扁平丘疹，与HPV感染有关，病程呈良性经过，但病理组织呈原位癌样改变的一种皮肤病。

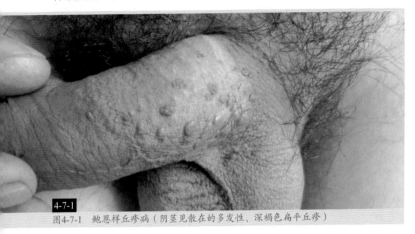

4-7-1
图4-7-1　鲍恩样丘疹病（阴茎见散在的多发性、深褐色扁平丘疹）

【诊断】

1. 好发于青壮年，男性多见于阴茎和龟头，女性多见于大小阴唇及肛周。

2. 皮损为多发或单发，境界清楚，散在或群集性扁平丘疹，褐红色或褐黑色，有时融合成块，见图4-7-1。

3. 多无症状或稍有烧灼感。

4. 病程呈慢性、良性经过，部分患者可自行消退，但可复发。

5. 组织病理学检查呈鲍恩病样改变。

【治疗】

可采用电灼、冷冻、二氧化碳激光等治疗，亦可行手术切除。注意随访。

第五章
细菌性皮肤病

第一节　脓疱病

脓疱病（impetigo）是一种急性化脓性皮肤病。主要由金黄色葡萄球菌，其次是乙型溶血性链球菌，或两者混合感染所致，接触传染。临床特征为发生水疱或脓疱，易破溃结成脓痂。

【诊断】

1. 临床分型

（1）寻常型脓疱病（impetigo vulgaris）　在红斑基础上形成水疱、大疱、脓疱，疱壁薄，易破溃，糜烂结黄色痂，周围有红晕。主要由乙型溶血性链球菌引起。见图5-1-1～图5-1-3。

（2）大疱性脓疱病（impetigo bullosa）　损害为成群或散在的黄豆大小的张力性水疱、大疱，并很

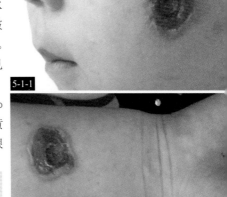
5-1-1

5-1-2

图5-1-1　脓疱病（面部脓疱，破后糜烂结黄色痂，周围有红晕）
图5-1-2　脓疱病（前臂脓疱、糜烂，结黄色痂，周围有红晕）

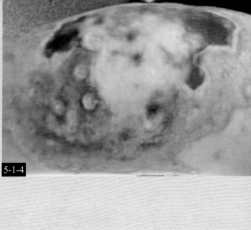

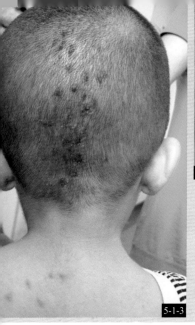

图5-1-3 脓疱病（头部多发脓疱、糜烂，结痂）
图5-1-4 臁疮伴曲霉菌感染（下肢边缘陡峭的深溃疡，中心坏死，结黑色厚痂；培养为金黄色葡萄球菌和烟曲霉菌生长）

快转化成脓疱，脓汁沉积于疱底，呈半月形的特征性外观。主要由金黄色葡萄球菌噬菌体Ⅱ组71型引起。

（3）新生儿脓疱病（impetigo neonatorum）　指发生于新生儿的大疱性脓疱疮，尼氏征阳性。主要由金黄色葡萄球菌感染引起。

（4）臁疮（ecthyma）　又称深脓疱病，主要由乙型溶血性链球菌感染所致的溃疡性脓疱疮。见图5-1-4。

2. 血白细胞总数及中性粒细胞可升高，脓液培养出金黄色葡萄球菌或链球菌。

【治疗】

1. 局部治疗以清洁、消炎、杀菌、收敛为原则。外用四环素、红霉素、莫匹罗星等。

2. 全身用药依据药敏试验选择抗生素，如头孢菌素类、大环内酯类、林可霉素等。

第二节 葡萄球菌性烫伤样皮肤综合征

葡萄球菌性烫伤样皮肤综合征（staphylococcal scalded skin syndrome；SSSS）是凝固酶阳性的嗜菌体Ⅱ组71型金黄色葡萄球菌引起的急性表皮坏死的严重皮肤感染，临床特征为全身泛发性红斑、松弛性大疱及大片表皮剥脱，主要发生

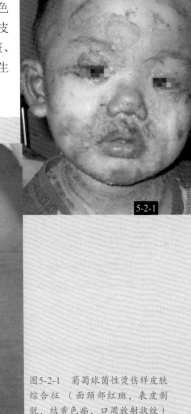

5-2-1

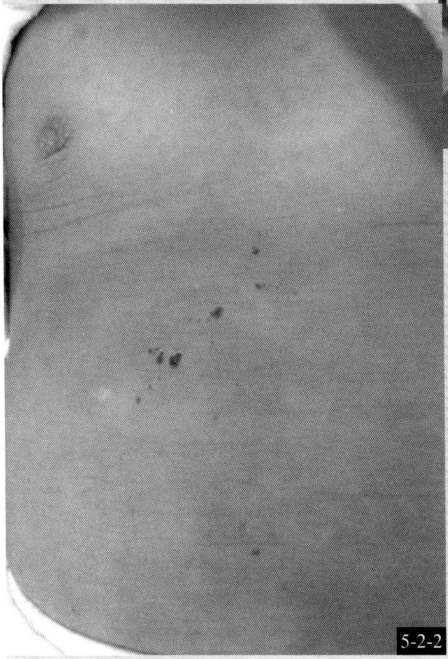

5-2-2

图5-2-1 葡萄球菌性烫伤样皮肤综合征（面颈部红斑，表皮剥脱，结黄色痂，口周放射状纹）
图5-2-2 葡萄球菌性烫伤样皮肤综合征（躯干弥漫性潮红斑，可见局部表皮松解及结痂）

于婴幼儿及儿童。

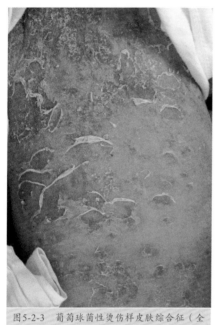

图5-2-3 葡萄球菌性烫伤样皮肤综合征（全身红斑，表皮剥脱，尼氏征阳性）

【诊断】

1. 好发于6岁以下儿童。患有肾功能不全或免疫抑制的成人也可发病。

2. 发病突然，皮损多始于口周或眼周，后迅速蔓延至躯干、四肢，见图5-2-1～图5-2-3。典型表现为在红斑基础上发生松弛性大疱，尼氏征阳性。大面积皮肤剥脱后露出糜烂面，呈烫伤样，皮损处有明显的触痛，口周、外阴可见放射状皲裂，但口腔黏膜无受累；手足皮肤呈手套样或袜套样剥脱。

3. 严重时并发败血症、肺炎等可危及生命。

4. 血白细胞总数及中性粒细胞数可升高，脓液可培养出金黄色葡萄球菌。

【治疗】

1. 注意个人卫生，保持干燥，适当隔离。加强眼部及口腔护理。

2. 局部和全身用药同脓疱病。但强调早期应用有效的抗生素，注意水、电解质平衡，加强支持治疗。适当应用糖皮质激素和免疫球蛋白有助于疾病控制。对于成人患者应注意治疗基础疾病。

第三节 丹毒

丹毒（erysipelas）是一种急性炎症性皮肤病。多由A族乙型溶血性链球菌引起，其次是G组、B组、C组或D组金黄色葡萄球菌。细菌可经过皮肤黏膜的微细损伤侵入。鼻炎和足癣常是引起面部丹毒和小腿丹毒的主要诱因。

【诊断】
1. 起病急，常有畏寒、发热等前驱症状。
2. 皮损好发于小腿或颜面部，多为单侧略高出皮面的水肿性鲜红色斑片，境界清楚，表面紧张发亮，其上可有水疱、脓疱、血疱、大疱或坏死等，见图5-3-1～图5-3-4。

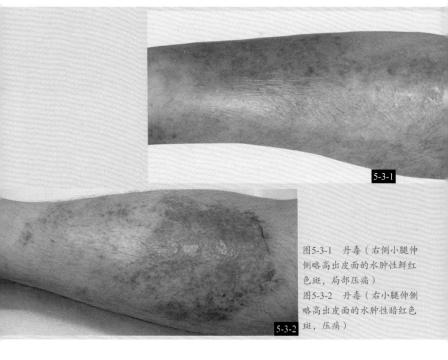

5-3-1

5-3-2

图5-3-1 丹毒（右侧小腿伸侧略高出皮面的水肿性鲜红色斑，局部压痛）

图5-3-2 丹毒（右小腿伸侧略高出皮面的水肿性暗红色斑，压痛）

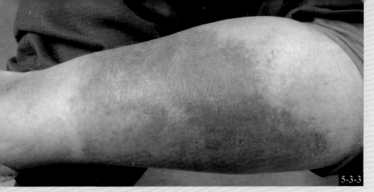

图5-3-3　丹毒（左侧小腿伸侧水肿性暗红色斑，局部压痛）

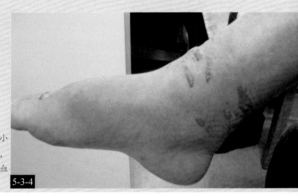

图5-3-4　丹毒（右侧小腿近踝处水肿性暗红斑，红斑基础上可见水疱及血疱，压痛明显)

3. 自觉灼痛或触痛明显。

4. 局部淋巴结肿大、压痛。

5. 血白细胞总数升高及核左移，仅5%患者血培养阳性。

【治疗】

1. 避免过度劳累，积极防治鼻炎及足癣等病灶。

2. 首选青霉素480万～800万单位/天静滴。青霉素过敏者可用大环内酯类、喹诺酮类或磺胺类药。必要时依据药物敏感试验选择抗生素。

3. 局部用50%硫酸镁溶液或0.1%依沙吖啶溶液湿敷等。

4. 物理治疗　可用超短波、紫外线等治疗。

第四节　毛囊炎

毛囊炎（folliculitis）是由金黄色葡萄球菌感染所引起的局限于毛囊口的化脓性炎症（图5-4-1）。偶可由其他细菌单独或混合感染。皮肤不洁、搔抓或机体抵抗力低下等均可为本病的诱因。

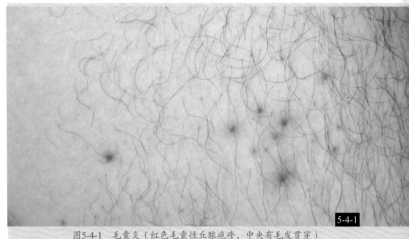

图5-4-1　毛囊炎（红色毛囊性丘脓疱疹，中央有毛发贯穿）

【诊断】

1. 好发于多毛部位，散在分布。

2. 皮损初起为毛囊性炎性丘疹，以后顶部出现小脓疱。脓疱干燥结痂或破溃后结黄痂，愈后一般不遗留瘢痕，但易复发。

3. 自觉轻度疼痛。

【治疗】

1. 局部治疗　以清洁、消炎、杀菌为原则。可用2％碘酊、四环素软膏、红霉素软膏、莫匹罗星软膏等外涂。

2. **全身用药**　依据药物敏感试验选择抗生素，如头孢菌素类、大环内酯类、林可霉素等。

第五节　疖

疖（furuncle）是由金黄色葡萄球菌侵犯毛囊、毛囊深部和毛囊周围组织的急性化脓性感染。若多个损害反复发生，经久不愈称为疖病（furunculosis）。贫血、营养不良、糖尿病、长期使用糖皮质激素及免疫缺陷者等易发病。

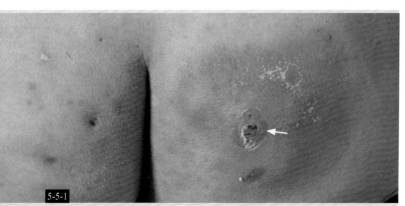

5-5-1

图5-5-1　疖（右臀暗红色炎性硬性结节，中心脓栓；左臀见两处痊愈后遗留的凹坑）

【诊断】

1. 好发于头、面、颈、臂及臀部等处，多为单发，少数为多发，自觉疼痛及压痛。

2. 皮损初起为毛囊性炎性丘疹，渐增大形成红色硬结。结节中心化脓坏死，形成脓栓，脓栓脱落后排出血性脓液和坏死组织，病程1～2周。见图5-5-1。

3. 严重时伴发热等全身症状，局部淋巴结肿大。

【治疗】

1. 注意清洁，避免局部挤压，特别是挤压面部疖肿可致脑炎，甚至脑脓肿。

2. 早期可外敷10％鱼石脂软膏；结节软化成熟者，可切开排脓并引流。

3. 依据药物敏感试验结果选择抗生素并全身用药，如头孢菌素类、大环内酯类、林可霉素等。

第六节　蜂窝织炎

蜂窝织炎（cellulitis）是由溶血性链球菌或金黄色葡萄球菌所致的皮肤和皮下组织弥漫性化脓性炎症性皮肤病。

【诊断】

1. 好发于四肢、头面部、会阴部。

2. 初起为弥漫性浸润性红肿，境界不清，可有明显的凹陷性水肿，局部有疼痛，以后逐渐化脓坏死，破溃形成溃疡，约2周后结痂而愈，见图5-6-1。

3. 伴有高热、寒战等全身症状。可伴局部淋巴管炎和淋巴结炎，甚至发生败血症。

4. 血白细胞总数及中性粒细胞数升高。

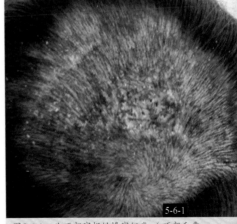

5-6-1

图5-6-1　头顶部穿掘性蜂窝织炎（顶部毛囊性丘疹和脓疱，皮损互相融合穿通）

【治疗】

1. 早期、足量使用高效抗生素。首选青霉素480万～800万单位/

天静滴。若病情发展迅速可选用第二、第三代头孢菌素类，青霉素过敏者可用大环内酯类、喹诺酮类或磺胺类药，应持续用药14天。必要时依据药物敏感试验结果选择抗生素。

2. 加强支持治疗，酌情应用解热镇痛药。

3. 已化脓者行切开排脓术。

4. 局部热敷，患肢休息，可用紫外线、超短波等物理疗法。

第七节　坏死性筋膜炎

坏死性筋膜炎（necrotizing fascitis）是在手术或外伤后发生的急性皮肤及筋膜的感染，并导致血管栓塞性皮肤及筋膜的坏死。目前认为是一种混合性细菌感染。糖尿病、心血管或肾脏疾病、消瘦或肥胖者等易发病。可表现为急性型暴发性和慢性顽固型潜在性病变。该病病死率可达20%～40%，应引起临床重视。

【诊断】

1. 皮肤突发红肿、疼痛，中心呈坏死，结黑色痂（图5-7-2、图5-7-3）。进展迅速，发病后36h皮损从红紫转变为特征性灰色，境界不清，可有出血性大疱及恶臭液体渗出。触诊皮下组织如硬板状。

2. 伴有发热、寒战等全身中毒症状，严重者发生休克。

3. Fournier坏疽是发生于阴茎、阴囊、会阴、腹部的严重坏疽，见图5-7-1。

4. 慢性者表现为蜂窝状潜行性溃疡，可排出稀薄臭脓液，且在远离原发灶的部位发生类似的溃疡。

5. 分泌物培养出多种细菌。

【治疗】

1. 及早进行广泛的手术切开、清创。

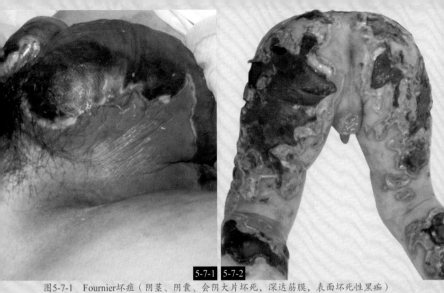

图5-7-1　Fournier坏疽（阴茎、阴囊、会阴大片坏死，深达筋膜，表面坏死性黑痂）

图5-7-2　鲍曼不动杆菌性皮肤坏疽（臀部、下肢大片坏死，深达筋膜，表面坏死性黑痂）

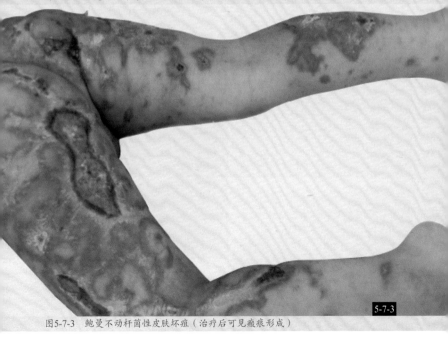

图5-7-3　鲍曼不动杆菌性皮肤坏疽（治疗后可见瘢痕形成）

2. 抗生素治疗需及时，应针对革兰阴性杆菌、链球菌、葡萄球菌及厌氧菌等选择广谱抗生素。有败血症者应加用环丙沙星。

第八节 皮肤结核

皮肤结核（tuberculosis cutis）是由结核杆菌侵犯皮肤所致的慢性皮肤病。可由结核杆菌直接侵犯皮肤或由其他脏器通过血行、淋巴系统播散至皮肤所致。皮肤结核的临床表现复杂，可表现为多种临床分型，常见的有寻常狼疮（lupus vulgaris）（图5-8-1 ～图5-8-3）、颜面播散性粟粒性狼疮（lupus miliaris faciei）（图5-8-4）、疣状皮肤结核（tuberculosis verrucosa cutis）（图5-8-5）、瘰疬性皮

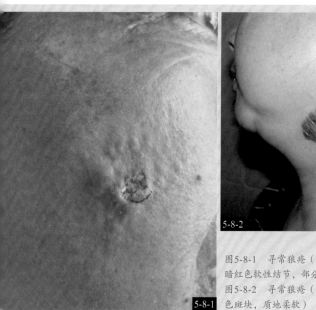
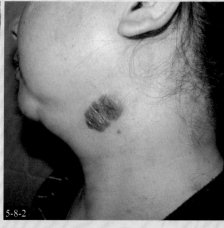

图5-8-1　寻常狼疮（面颊部米粒至豌豆大暗红色软性结节，部分融合，中央破溃）
图5-8-2　寻常狼疮（左侧颈部甲盖大暗红色斑块，质地柔软）

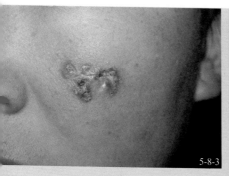

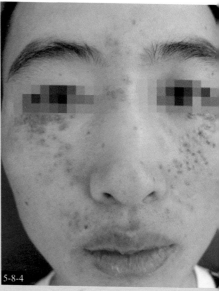

图5-8-3　寻常狼疮（左侧面颊部数个米粒
至豌豆大暗红色丘疹结节，部分中央破溃）

图5-8-4　颜面播散性粟粒性狼疮（下睑、
眉间、面颊部散在或蔟集的扁平红色丘疹和
结节）

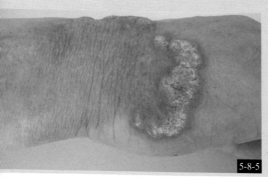

图5-8-5　疣状皮肤结核（皮
损中央消退成瘢痕，而周边则
为活动性损害）

肤结核（scrofuloderma）、结节性血管炎（图5-8-6）、丘疹坏死性
结核疹（papulonecrotic tuberculid）、硬红斑（erythema induratum）
（图5-8-7）。

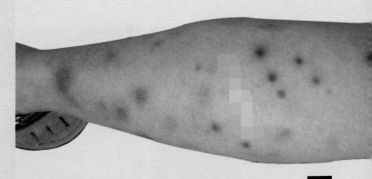

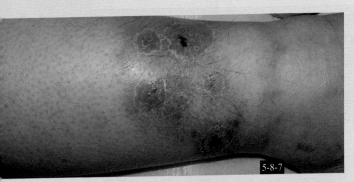

图5-8-6　结节性血管炎（暗红色皮下结节，对称分布，结节消退后遗留色素沉着）

图5-8-7　硬红斑（右下肢近踝处多发病性结节，表面有破溃，愈后遗留瘢痕）

【诊断】

1. 临床表现

（1）皮损特点

① 寻常狼疮表现为面部褐红色狼疮结节，质地柔软，玻片压诊呈苹果酱色，探针轻压很容易刺入。

② 瘰疬性皮肤结核呈颈部带状或不规则形斑块，同时可见结节、脓肿、溃疡、瘘管、瘢痕等多种损害。

③ 疣状皮肤结核中心为疣状增生，外周为暗紫色浸润带，再外围为平滑红晕区。

④ 硬红斑为皮下结节，可溃破，见图5-8-5。

⑤ 丘疹坏死性皮肤结核疹为四肢散在分布的坚实丘疹和小结节，中央可坏死，愈后遗留萎缩性瘢痕。

（2）病程经过 局限性皮肤结核呈慢性经过，新疹成批出现者为血源性皮肤结核病。

（3）全身症状 可有发热、倦怠、关节痛等全身症状。

2. 细菌学检查 通过涂片、培养、动物接种、PCR等方法可检出结核杆菌。

3. 组织病理学检查 呈结核性肉芽肿改变。

4. 结核菌素试验 呈阳性。

【治疗】

1. 支持疗法 适当休息，皮损部位查菌阳性者，应予接触隔离。

2. 抗结核药物 强调早期、足量、规范及联合用药的原则，以保证疗效，防止耐药，疗程至少6个月。

（1）异烟肼 为首选药物，对各型皮肤结核均有效，成人0.3g/d，顿服，主要副作用为神经炎、肝功能损害。

（2）利福平 对结核杆菌有良好的杀灭作用，对各型皮肤结核均有效，为一线抗结核药。成人空腹450～600mg/d，顿服。肝病患者禁用。

（3）链霉素 对各类皮肤结核均有效，常与其他抗结核药合用，成人每天0.75～1g，分2次肌内注射，主要副作用为听神经及肾功能损害。

（4）乙胺丁醇 对异烟肼、链霉素、对氨基水杨酸钠耐药的菌株均有抑制作用。常用每天25mg/kg，分2～3次口服，维持量每天15mg/kg。主要副作用为球后视神经炎、胃肠道反应。

（5）对氨基水杨酸钠 与异烟肼或链霉素合用时有协同作用，成人每次2～3g，每天3～4次，饭后服用，主要副作用为胃肠道反应、肝肾功能损害。

3. 外用药物　对寻常狼疮和疣状皮肤结核可外用15%对氨基水杨酸钠或5%异烟肼软膏。

4. 外科手术　皮肤结核损害较小时，可采用外科手术完全切除；瘰疬性皮肤结核可予外科手术切除瘘管加速愈合。

第九节　麻风

麻风（leprosy）是由麻风杆菌感染，以肉芽肿形成及亲神经为特征的慢性进行性疾病。易侵犯皮肤、黏膜、周围神经、淋巴结及内脏器官。主要表现为麻木、闭汗、周围神经干粗大。人类（麻风

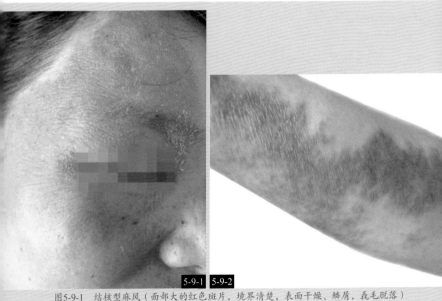

5-9-1　5-9-2

图5-9-1　结核型麻风（面部大的红色斑片，境界清楚，表面干燥、鳞屑，毳毛脱落）
图5-9-2　结核样型麻风（上肢浸润性暗红色斑块）

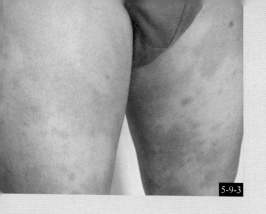
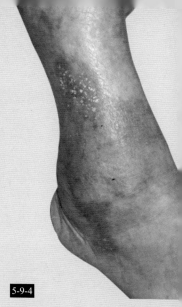

图5-9-3 界线类偏瘤型麻风（下肢大片红色斑疹，数目多，边界不清，对称分布，部分皮损中央可见无浸润区）

图5-9-4 界线类偏结核型麻风（踝关节附近部分界线清楚的红色浸润性斑块）

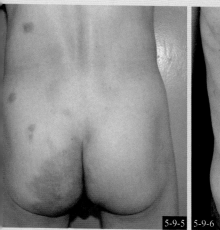
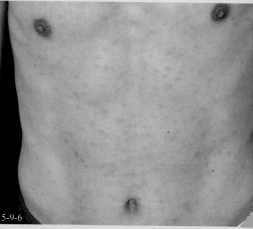

图5-9-5 中间界线类麻风（左侧背部、臀部多发性褐红色斑疹、丘疹及浸润性结节，数目多而不对称，表面光滑，境界不清）

图5-9-6 瘤型麻风（躯干部多发对称性黄红色结节，表面油亮）

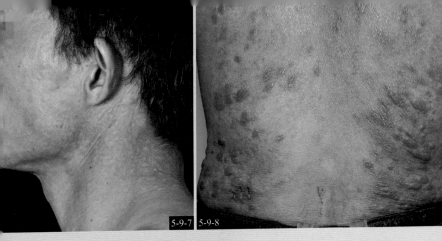

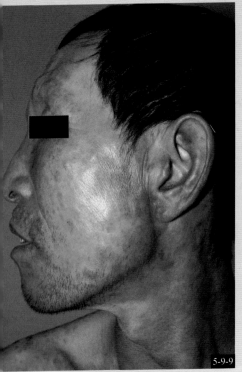

图5-9-7　瘤型麻风（面颈部对称性棕黄色结节）

图5-9-8　瘤型麻风（躯干部多发黄红色结节，表面油亮）

图5-9-9　瘤型麻风（头面部多发红色丘疹结节，眉毛脱失）

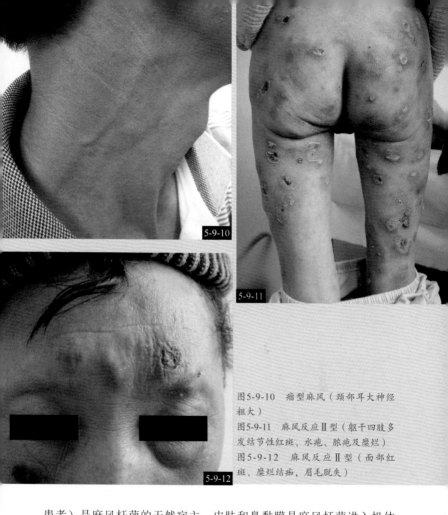

图5-9-10 瘤型麻风（颈部耳大神经粗大）
图5-9-11 麻风反应Ⅱ型（躯干四肢多发结节性红斑、水疱、脓疱及糜烂）
图5-9-12 麻风反应Ⅱ型（面部红斑、糜烂结痂，眉毛脱失）

患者）是麻风杆菌的天然宿主，皮肤和鼻黏膜是麻风杆菌进入机体的主要途径，宿主的免疫状态决定了是否发病及发病后麻风的型别。根据机体的免疫状态将麻风分为六型，即结核型麻风（TT）（图5-9-1、图5-9-2）、界线类偏结核型麻风（BT）（图5-9-4）、中间界线类麻风（BB）（图5-9-5）、界线类偏瘤型麻风（BL）（图5-9-3）、瘤型麻风（LL）和未定类麻风（I）。近年来为了方便治疗，将分类简化为多菌型麻风（LL、BL、BB）和少菌型麻风（BT、TT、I）。

【诊断】

1.临床表现

（1）未定类（I） 皮损主要为境界不清的浅色斑或红斑，表面平滑无浸润和萎缩。神经症状较轻。大部分患者查菌阴性。可自愈亦可转变为其他型。

（2）结核型（TT） 皮损局限，为大的红色或暗红色斑块，边缘清楚，神经症状比瘤型出现得早且严重，表现为局部麻木，温觉、痛觉及触觉障碍等，可产生严重的肌肉萎缩、运动障碍及畸形等。查菌阴性。少数患者可自愈。

（3）瘤型（LL） 皮损为边缘模糊的淡红褐色斑，弥漫性浸润，有光泽及多汁感，面部结节和深在性浸润可形成"狮面"，眉毛及毛发均可脱落。神经干粗大、疼痛。菌体血行播散可引起虹膜睫状体炎及失明、还可侵犯睾丸、骨骼等。为重要的传染源。查菌（++++）～（++++++）。见图5-9-6、图5-9-10。

（4）麻风反应 指因免疫平衡紊乱所致的对麻风杆菌抗原的变态反应性炎症过程。在病程中突然发生，症状活跃，原有皮损或神经炎加剧，出现新皮损和神经损害，伴有畏寒、发热、乏力、全身不适等症状。药物、精神因素、过度疲劳、外伤、手术等均可诱发。Ⅰ型反应与细胞免疫有关，Ⅱ型反应（图5-9-11、图5-9-12）与体液免疫有关。最常见的是结节性红斑、红肿，溃疡形成，以及急性虹膜睫状体炎、急性淋巴结炎、急性睾丸炎等。

2.组织病理学检查 不同分型，组织病理特征有差异，主要为上皮样细胞或泡沫细胞为主的肉芽肿，血管或附近周围神经浸润。瘤型及界限类可查到麻风杆菌。

3.诊断依据

① 感觉障碍；

② 周围神经粗大；

③ 检查抗酸杆菌阳性；

④ 组织病理学检查依据。

具备上述4项中的2项或2项以上可以确诊。

麻风的分型诊断要根据病史、临床表现、细菌学检查、麻风菌素试验、组织病理学检查等综合分析，慎重诊断。

【治疗】

治疗原则：早期、及时、足量、足程、规则。一般采用多种化学药物联合治疗。完成治疗的患者应定期到防治机构监测，每年做1次临床及细菌学检查，至少随访5年。

1. 治疗　按标准的WHO推荐的联合化疗方案执行。

2. 麻风反应的治疗　Ⅰ型麻风反应首选糖皮质激素，可用泼尼松30～60mg/d，分次口服，待病情缓解后逐渐减量，维持3～5个月；Ⅱ型麻风反应亦可用沙利度胺100mg，每日4次，症状控制后逐渐减量至50～100mg/d，每日维持。

3. 合并症的治疗

（1）四肢和面部畸形　如爪手、垂腕、垂足、兔眼、歪嘴等，应早期进行功能锻炼，配合理疗，已形成的畸形进行外科矫治术。

（2）足底溃疡　前期经常检查，坏死水疱期应卧床休息，溃疡期应积极治疗，治疗原则为休息、抗感染，必要时手术治疗。

第十节　游泳池肉芽肿

游泳池肉芽肿(swimming pool granuloma)是由海鱼分枝杆菌感染导致的皮肤和皮下组织炎症性疾病，占非结核分枝杆菌感染的50%～80%。本病可发生于各年龄男女。多有与污染的水源鱼缸、水族馆水、海水、游泳池等的接触史。皮疹好发于受外伤部位，如手足和四肢，表现为暗红色丘疹、结节和斑块，有时可破溃，可单发、多发或沿淋巴管播散，皮损处皮温不高，引流淋巴结一般不肿大。见图5-10-1、图5-10-2。本病呈慢性经过，如不进行治疗可迁延数年至数十年。

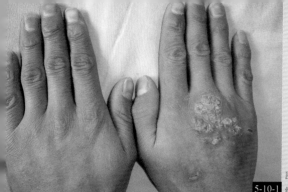

5-10-1

图5-10-1　右手背暗红色丘疹、结节、斑块，表面破溃结痂

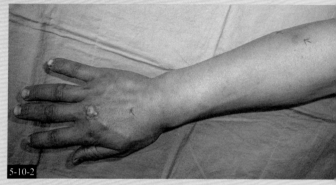

5-10-2

图5-10-2　右手背及右前臂多发暗红色丘疹、结节、斑块

【诊断】

1. 具有"慢、轻、冷、水、手"特点，即病程慢，症状轻，皮疹局部皮温不高，接触水的病史，一般以四肢特别是手为好发部位。

2. 组织病理学检查呈感染性肉芽肿性炎症。

3. 组织或脓液培养出海分枝杆菌。

4. PCR扩增测序鉴定出海分枝杆菌。

【治疗】

1. 本病主要为药物治疗，如盐酸乙胺丁醇、乙硫异烟胺、利福平、复方磺胺甲噁唑、链霉素及对氨基水杨酸等。

2. 其他治疗还有热疗、外科切除等。

第六章
真菌性皮肤病

第一节　头癣

头癣（tinea capitis）是指皮肤癣菌感染头皮和毛发所致的浅部真菌病。主要见于儿童，可通过直接或间接接触（理发工具等）传染。根据致病菌和临床表现可分为黄癣、白癣（图6-1-3）、黑点癣（图6-1-1）及脓癣（图6-1-2、图6-1-4～图6-1-6）四种类型。

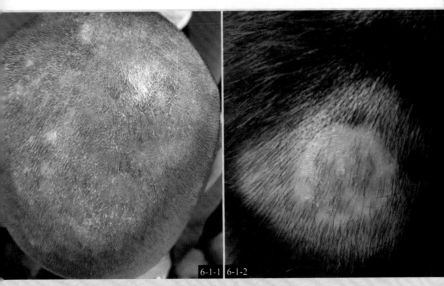

6-1-1　6-1-2

图6-1-1　黑点癣（病发出头皮即折断，在毛囊口呈黑点状）

图6-1-2　脓癣（毛囊性脓疱，局部红肿，挤压时可有脓性分泌物排出，永久性脱发）

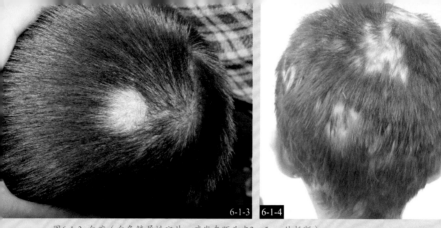

图6-1-3 白癣（白色鳞屑性斑片，病发在距头皮3～5mm处折断）

图6-1-4 脓癣（毛囊性脓疱、脓痂和瘢痕性秃发）

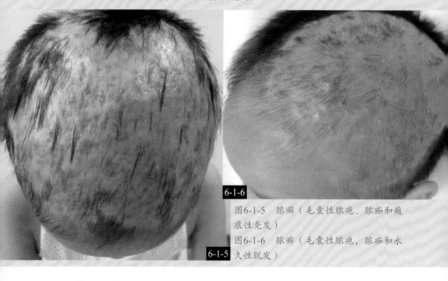

图6-1-5 脓癣（毛囊性脓疱、脓痂和瘢痕性秃发）

图6-1-6 脓癣（毛囊性脓疱、脓痂和永久性脱发）

【诊断】

1. 临床特点

（1）黄癣　碟形黄癣痂为典型损害，中央有毛发贯穿，有鼠臭味，病发无光泽、松动易拔除；愈后遗留萎缩性瘢痕及永久性脱发。

（2）白癣　白色鳞屑性斑片，病发在距头皮3～5mm处折断，根部有一白色套状菌鞘。至青春期可自愈，不留痕迹。

（3）黑点癣 点状鳞屑性斑片，病发出头皮即折断，在毛囊口呈黑点状。成人及儿童均可感染。

（4）脓癣 可因接触动物或接触土壤而感染。由于机体反应强烈引起明显的炎症，早期为化脓性毛囊炎或呈脓疱性损害，以后形成痈样隆起，挤压时可有脓性分泌物排出。

2. 真菌直接镜检 黄癣见发内外菌丝及孢子；白癣见发外镶嵌或成堆孢子；黑点癣见发内链状孢子。

3. Wood灯检查 黄癣呈暗绿色荧光；白癣呈亮绿色荧光；黑点癣无荧光。

【治疗】

1. 内服和外用综合疗法

（1）口服药物 伊曲康唑，儿童3～6mg/（kg·d），成人200mg/d，疗程4～6周。特比萘芬，体重小于20kg者62.5mg/d，体重20～40kg者125mg/d，体重大于40kg者250mg/d。对于治疗耐药或不敏感者，还可选用灰黄霉素15～20mg/（kg·d）。

（2）外用药物 特比萘芬霜、咪康唑霜、5%硫黄霜等抗真菌药物均可选用。

（3）洗头 可用2%酮康唑洗剂洗头，每天1次。每1～2周剪发1次。

（4）拔除病发 对小面积黄癣可人工拔除病发。

（5）消毒 对日常生活用品及剪发用具消毒处理。

2. 脓癣患者在用抗真菌药物的同时可加用抗生素，皮损严重而广泛者可短期使用小剂量糖质激素，忌切开引流。

第二节 须癣

须癣（tinea barbae）是指面颈胡须部位皮肤癣菌感染。以须癣毛癣菌、疣状毛癣菌和红色毛癣菌感染常见。

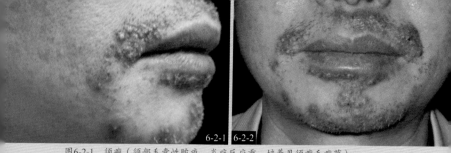

6-2-1 | 6-2-2

图6-2-1　须癣（须部毛囊性脓疱，炎症反应重。培养见须癣毛癣菌）

图6-2-2　须癣（须部红斑、毛囊性脓疱和结痂。培养见须癣毛癣菌）

【诊断】

1. 皮损有浅表型和深在型两种。前者似体癣，表现为环行或多环形损害，有丘疹、水疱和脓疱，中央脱屑。受累胡须枯黄无光泽、折断、松动易拔除，最终胡须脱落。深在型炎症反应显著，有深部毛囊性脓疱（图6-2-1、图6-2-2）。可有脱毛区及瘢痕形成。

2. 皮屑和脓液直接镜检可见分支分隔的菌丝，真菌培养阳性。

【治疗】

1. 局部治疗　损害较小者，可彻底拔除病须，局部外用5％硫黄软膏、咪康唑软膏等。

2. 全身用药　感染广泛者，可口服氟康唑、伊曲康唑、特比萘芬等。

3. 避免接触患病动物及可疑传染源。

第三节　体癣和股癣

体癣（tinea corporis）是除头皮、掌跖及甲板以外的平滑皮肤的皮肤癣菌感染（图2-7、图6-3-1～图6-3-7）。发生于腹股沟、会阴、肛周及臀部皮肤的体癣称股癣（tinea cruris）。最常见的致病菌为红色毛癣菌。

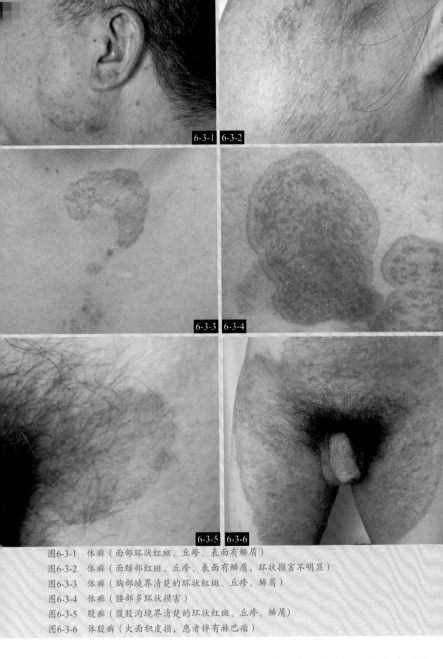

图6-3-1　体癣（面部环状红斑、丘疹、表面有鳞屑）

图6-3-2　体癣（面颈部红斑、丘疹、表面有鳞屑，环状损害不明显）

图6-3-3　体癣（胸部境界清楚的环状红斑、丘疹、鳞屑）

图6-3-4　体癣（腰部多环状损害）

图6-3-5　股癣（腹股沟境界清楚的环状红斑、丘疹、鳞屑）

图6-3-6　体股癣（大面积皮损，患者伴有淋巴瘤）

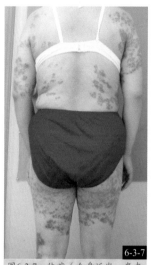

图6-3-7 体癣（全身泛发，患者伴有糖尿病）

【诊断】

1.由亲人性的红色毛癣菌引起的损害，炎症较不明显。由亲动物性（须癣毛癣菌、大小孢子菌）和亲土壤性（石膏样小孢子菌）引起的损害，炎症明显。

2.皮损为境界清楚的环状红斑，由丘疹、丘疱疹、水疱形成堤状边缘，中央常消退，表面有鳞屑。

3.自觉瘙痒。

4.患者常伴有足癣或（和）甲癣。

5.皮损周边鳞屑镜检和培养阳性。

【治疗】

1. 首选局部治疗，抗真菌霜剂或软膏，如特比萘芬、联苯苄唑等均有效，疗程2～4周。

2.皮损广泛者可口服特比萘芬0.25g/d或伊曲康唑0.2g/d，连用1～2周。

3. 避免同其他患者以及有癣病的动物密切接触。贴身的衣物应煮沸消毒。

第四节 手癣和足癣

手癣和足癣（tinea manuum and tinea pedis）是发生于手掌、足跖及指（趾）间的皮肤癣菌感染，亦可波及手、足背及腕、踝部，主要病原菌为红色毛癣菌、须癣毛癣菌等。见图6-4-1～图6-4-4。

【诊断】

1. 临床分为五型：角化过度型、水疱型、浸渍糜烂型、丘疹鳞

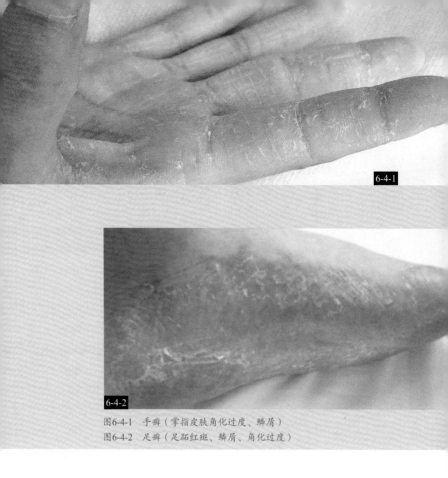

图6-4-1 手癣（掌指皮肤角化过度、鳞屑）
图6-4-2 足癣（足跖红斑、鳞屑、角化过度）

屑型及体癣型。

2. 常伴瘙痒。

3. 继发感染可出现脓疱、疼痛，可诱发局部丹毒。

4. 皮屑真菌镜检或培养阳性。

【治疗】

1. 首选局部治疗。浸渍糜烂型可选用3%硼酸溶液湿敷，待皮损干燥后改用抗真菌霜剂或软膏。干燥鳞屑型常用特比萘芬、联苯苄

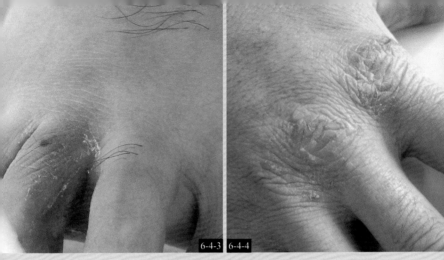

图6-4-3 足癣（趾间浸渍、糜烂）
图6-4-4 手癣（手背红斑、丘疹、鳞屑，边界清楚）

唑等抗真菌霜剂或软膏。角化增厚显著者可选用5%～10%水杨酸软膏、复方苯甲酸软膏等制剂，疗程为2～4周。

2. 全身用药仅用于顽固者或局部治疗无效者，可选用特比萘芬0.25g/d或伊曲康唑0.2g/d，连用2周等。

3. 足癣合并细菌感染者，可外用或服用抗生素。

第五节　甲真菌病

甲真菌病（onychomycosis）是指由真菌引起的甲板或甲下组织感染，见图6-5-1～图6-5-5。甲癣（tinea unguium）特指由皮肤癣菌侵犯甲板或甲下组织所致的疾病。

【诊断】

1. 临床分为四型：白色表浅型、远端侧位甲下型、近端甲下型、全甲毁损型。

2. 白色浅表型的病灶局限于甲表面。甲下型病变始于甲两侧、

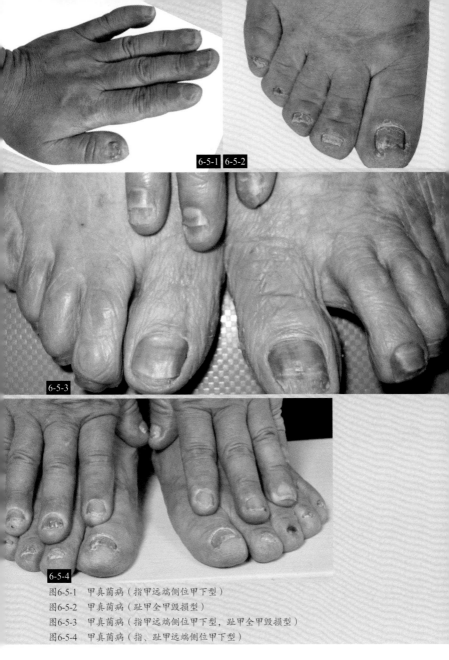

图6-5-1 甲真菌病（指甲远端侧位甲下型）

图6-5-2 甲真菌病（趾甲全甲毁损型）

图6-5-3 甲真菌病（指甲远端侧位甲下型，趾甲全甲毁损型）

图6-5-4 甲真菌病（指、趾甲远端侧位甲下型）

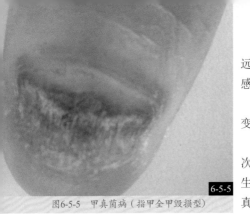

图6-5-5 甲真菌病（指甲全甲毁损型）

远端或近端，继而甲板下发生感染。

3. 指、趾甲可增厚、剥离、变形、变色。

4. 甲屑镜检发现真菌，多次培养为同一种或同几种真菌生长；甲病理或溶甲涂片发现真菌可确诊。

【治疗】

1. 局部用药　对局限性远端甲真菌病可外用30%冰醋酸、阿莫罗芬甲涂剂、环比酮甲涂剂。亦可采用15%水杨酸软膏或40%尿素软膏外敷包扎，病甲软化后，将其剥离拔除，再继续使用外用药物治疗。疗程半年以上。

2. 全身治疗　适用于多个甲受累者或顽固病例，高龄患者治疗前最好先了解肝肾功能。可选用伊曲康唑0.2g，每天2次，服1周，停3周为1个疗程；指甲甲真菌病需2个疗程，趾甲甲真菌病需3～5个疗程。特比萘芬0.25g/d，指甲甲真菌病连用6周至3个月，趾甲甲真菌病连用超过3个月。

第六节　花斑癣

花斑癣又称花斑糠疹（pityriasis versicolor）俗称汗斑，是由糠秕马拉色菌侵犯皮肤角质层所致。糠秕马拉色菌属嗜脂酵母，不属于皮肤癣菌。而皮损表面有糠状鳞屑，故命名为花斑糠疹更为贴切。

【诊断】

1. 好发于多脂区，如胸、背、颈、上臂、腋窝、腹部等部位，见图1-3、图6-6-1～图6-6-3。

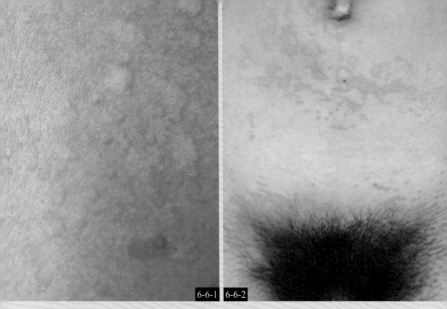

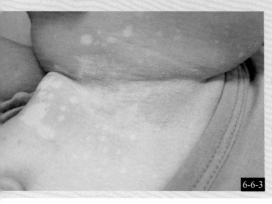

图6-6-1 花斑癣（胸部点片状糠状鳞屑性淡红斑，部分中央有色素减退）

图6-6-2 花斑癣（下腹部及腹股沟糠状鳞屑性褐淡红斑，不规则状）

图6-6-3 花斑糠疹（颈部糠状鳞屑性减色斑，不规则状，应注意与白癜风鉴别）

2. 皮损可为淡红斑、色素沉着斑或色素减退斑，上覆糠状鳞屑。

3. 夏秋季多发，常持续数年，冬轻夏重。

4. 一般无自觉症状，偶有刺痒感。

5. 鳞屑直接镜检见菌丝及芽孢；含油培养基上长出酵母样菌

落；Wood 灯检查呈黄褐色荧光。

【治疗】

1. 局部用药　可选用 2% 酮康唑、5% ～ 10% 硫黄、咪康唑等抗真菌制剂，连用 4 周。

2. 全身用药　对顽固病例可服用伊曲康唑 0.2g/d，连用 7 天。

第七节　马拉色菌毛囊炎

马拉色菌毛囊炎（*Malassezia* folliculitis）是糠秕马拉色菌所致的毛囊炎。见图 6-7-1 ～图 6-7-3。

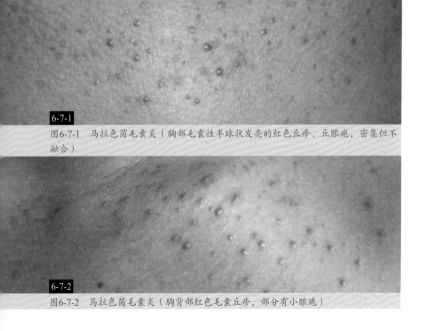

6-7-1

图 6-7-1　马拉色菌毛囊炎（胸部毛囊性半球状发亮的红色丘疹、丘脓疱，密集但不融合）

6-7-2

图 6-7-2　马拉色菌毛囊炎（胸背部红色毛囊丘疹，部分有小脓疱）

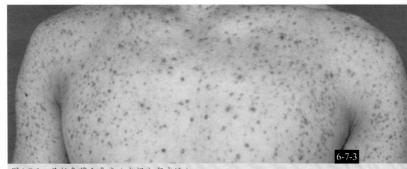

图6-7-3 马拉色菌毛囊炎（皮损分布广泛）

【诊断】

1. 多见于中青年，特别是多汗症、油性皮肤者。

2. 好发于皮脂腺丰富的部位，如胸背部、颈肩、上臂、腰腹部。

3. 皮损为毛囊性半球状发亮的红色丘疹、丘脓疱。

4. 自觉不同程度瘙痒。

5. 典型皮损直接镜检和培养阳性。

6. 组织病理学检查可见毛囊扩张、毛囊角栓及真菌孢子。

【治疗】

1. 局部用药　可用咪康唑霜、联苯苄唑霜、特比萘芬霜、酮康唑洗剂等，连用4周。

2. 全身用药　可口服伊曲康唑0.2g/d，连用7天。

第八节　皮肤念珠菌病

皮肤念珠菌病（candidiasis cutis）是念珠菌属（主要是白色念珠菌）累及皮肤所致的急性、亚急性或慢性感染。

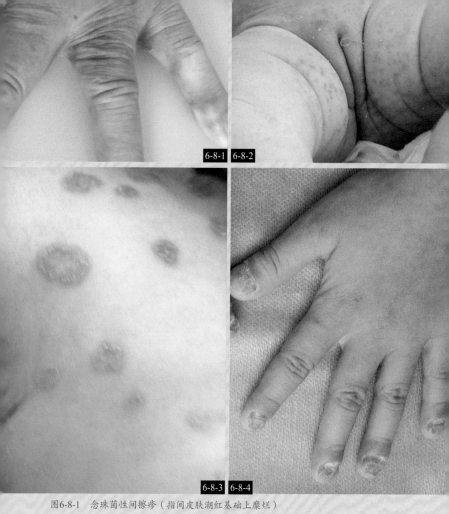

图6-8-1　念珠菌性间擦疹（指间皮肤潮红基础上糜烂）

图6-8-2　念珠菌性间擦疹（外阴部及附近红斑、丘疹，表面附少许鳞屑）

图6-8-3　泛发皮肤念珠菌病（全身泛发红斑、边缘呈堤状，上覆鳞屑）

图6-8-4　念珠菌甲病（甲板增厚、变脆，甲浑浊）

【诊断】

1. 皮肤念珠菌病包括念珠菌性间擦疹、甲沟炎、甲念珠菌病、慢性皮肤黏膜念珠菌病及深在性皮肤念珠菌病，部分患者口腔或生

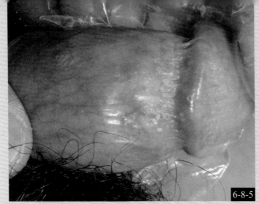

图6-8-5 念珠菌性包皮龟头炎（冠状沟和包皮内侧潮红，针头大丘疱疹，表面附少许白膜）

图6-8-6 口腔念珠菌感染（口腔黏膜白色假膜形成）

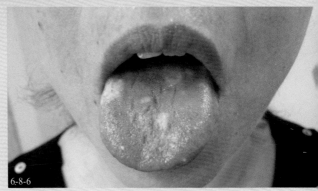

殖器念珠菌感染。见图6-8-1～图6-8-6。

2. 念珠菌为一种典型的条件致病菌，故标本在镜下见到寄生状态的假菌丝，反复多次培养为同一菌种，结合临床表现方可确诊。

3. 对于慢性皮肤黏膜念珠菌病及深在性皮肤念珠菌病，必要时可做组织病理学检查，发现真菌侵入组织可确诊。

【治疗】

1. 去除诱因，积极治疗基础疾病。

2. 局部治疗　可选用制霉菌素、酮康唑、咪唑类药等配制成溶液、软膏、乳膏等剂型。

3. 全身治疗　泛发皮肤念珠菌病和多甲受累局部治疗较困难者，需同时口服抗真菌药物，如氟康唑或伊曲康唑。

第九节　孢子丝菌病

孢子丝菌病（sporotrichosis）是由申克孢子丝菌（*Sporothrix schenckii*）所致的皮肤、皮下组织及其附近淋巴管的亚急性或慢性感染。

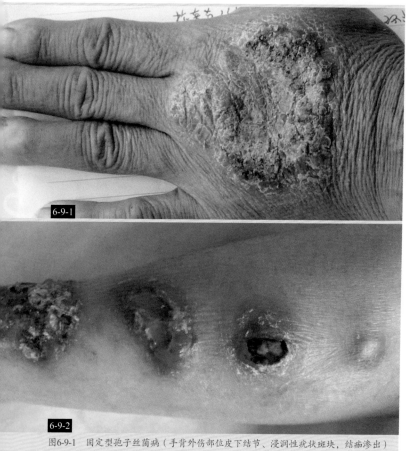

6-9-1

6-9-2

图6-9-1　固定型孢子丝菌病（手背外伤部位皮下结节、浸润性疣状斑块，结痂渗出）

图6-9-2　皮肤淋巴管型孢子丝菌病（皮下结节和溃疡沿上肢带状分布）

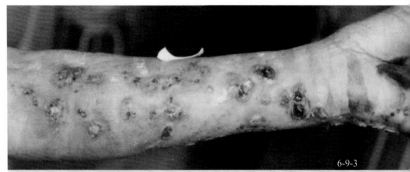

6-9-3

图6-9-3　皮肤淋巴管型孢子丝菌病（皮下结节和溃疡沿上肢淋巴管分布）

【诊断】

1. 主要累及四肢和颜面等暴露部位。

2. 皮损表现为皮下结节或浸润性疣状斑块，自觉症状不明显。皮损仅限于创伤部位及其邻近部位者称固定型，见图6-9-1；沿其引流淋巴管出现许多类似皮下结节，损害排列成串，称皮肤淋巴管型，见图6-9-2、图6-9-3；偶经血行播散至全身，则称播散型。

3. 脓液或组织真菌培养有申克孢子丝菌生长时可确诊。

4. 组织病理学检查表现为真皮或皮下组织慢性肉芽肿。病原体不易见到，但免疫受损宿主PAS染色可查见孢子，表现出孢子或雪茄烟型。

【治疗】

1. 首选碘化钾，成人开始予口服10%碘化钾溶液10ml，每天3次，后逐渐增加至60～80ml/d。4～8周后皮损消退，需继续服3～4周。也可选用伊曲康唑200～400mg/d或特比萘芬250～500mg/d，连用3～6个月。严重播散型患者，考虑两性霉素B治疗。

2. 局部治疗无效。对局部溃疡、糜烂渗出者可用碘化钾或聚维酮碘溶液局部外敷，亦可局部温热疗法。

第十节　着色芽生菌病

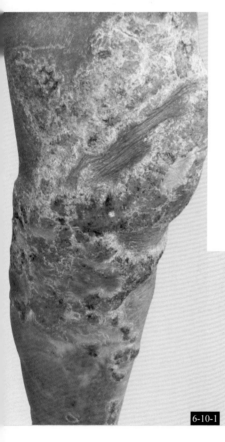

着色芽生菌病（Chromo-mycosis）又称着色真菌病，是由暗色孢科中的一组真菌所致的深部真菌病（图6-10-1）。主要侵犯皮肤和皮下组织，但也可累及内脏。致病菌主要为裴氏着色霉（F.pedrosoi）、紧密着色霉（F.compacta）、疣状瓶霉（Phialophora verrucosa）、卡氏枝孢霉（Cladosporium carrionii），均为自然腐生菌，主要经皮肤外伤感染，亦可自身接种。

图6-10-1　着色芽生菌病（左下肢暗红色斑块、结节，表面呈疣状增生，上覆污褐色痂及瘢痕形成）

6-10-1

【诊断】
1. 有外伤史，经过一定潜伏期后发病。
2. 好发于四肢暴露部位。
3. 皮损为红色无痛性丘疹、结节、斑块，表面呈疣状增生。
4. 皮损反复发生，有瘢痕形成，可形成象皮肿、致畸、致残。

5. 组织病理学检查找到圆形厚壁孢子（即硬核体）。

6. 真菌培养出致病性着色真菌生长可确诊。

【治疗】

1. 局部治疗　疣状增生的皮损可外涂30%～50%冰醋酸；亦可采用局部热疗、电灼、激光、远红外线照射、外用电热敷等物理治疗。

2. 全身治疗　本病以全身治疗为主，可选用碘化钾、伊曲康唑、两性霉素B、氟康唑、特比萘芬。

3. 药物联合手术切除　局限性损害者可单纯手术切除，对增生明显、大面积者联合用药治疗一段时间，切除病灶后再植皮。

第十一节　马尔尼菲青霉菌病

马尔尼菲青霉菌病（Penicilliosis marneffei）是由马尔尼菲青霉菌引起的皮肤和全身感染，见图1-17、图6-11-1、图6-11-2。

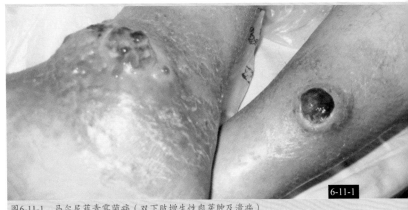

6-11-1

图6-11-1　马尔尼菲青霉菌病（双下肢增生性肉芽肿及溃疡）

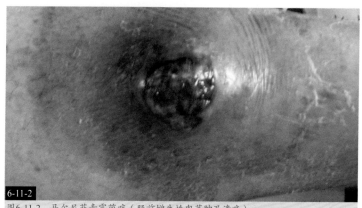

6-11-2

图6-11-2 马尔尼菲青霉菌病（胫前增生性肉芽肿及溃疡）

【诊断】

1. 全身症状可有发热、盗汗、消瘦、淋巴结肿大、肝脾肿大、咳嗽、心包炎、贫血、播散性脓肿等。

2. 皮疹可表现为传染性软疣样丘疹、结节，中央凹陷或坏死，破溃后流脓性分泌物。

3. 真菌培养为马尔尼菲青霉菌。

4. 组织病理学检查为感染性肉芽肿，可找到真菌孢子。

【治疗】

本病应尽早联合应用两性霉素B、酮康唑、伊曲康唑、氟胞嘧啶、酮康唑、咪康唑等抗真菌治疗。

第十二节　接合菌病

接合菌病（zygomycosis）主要是由接合菌属中的毛霉、根霉、根毛霉和梨头霉等所致的感染，80%以上由根霉引起，这类菌为条件致病菌，常发生于机体免疫力降低者。

【诊断】

1. 分型　可分为鼻-脑型、肺型、胃肠道型、皮肤型、播散型等。原发皮肤感染表现为片状皮肤干性坏死，可深达筋膜、肌肉，周围有红肿，进行性扩展，见图6-12-1。

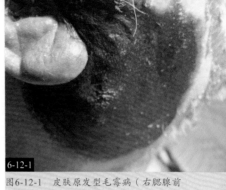

6-12-1

图6-12-1　皮肤原发型毛霉病（右腮腺前区肿胀范围约12 cm×9cm，充血，中央可见一7cm×7cm黑色区域明，无触痛，无波动感，界线清楚）

2. 组织病理学检查　急性期血管病变，慢性期为慢性肉芽肿改变，PAS及嗜银染色可见无分隔的粗大菌丝。

3. 真菌学检查　感染组织培养3次以上为同一菌种时可确诊。

【治疗】

1. 首选两性霉素B或脂质体两性霉素B，早期足量治疗。

2. 伊曲康唑200～400mg/d，连续3个月以上。

3. 可切除局限性病变。局部清创术是治疗皮肤毛霉病的关键。

4. 皮肤毛霉病可局部使用两性霉素B湿敷。

5. 提高机体免疫力。

第七章
动物性皮肤病

第一节 疥疮

疥疮（scabies）是由疥螨引起的接触性传染性皮肤病。

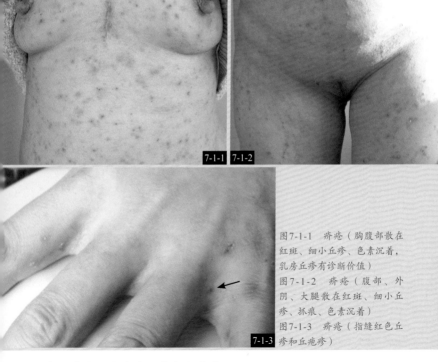

7-1-1 7-1-2

7-1-3

图7-1-1 疥疮（胸腹部散在红斑、细小丘疹、色素沉着，乳房丘疹有诊断价值）

图7-1-2 疥疮（腹部、外阴、大腿散在红斑、细小丘疹、抓痕、色素沉着）

图7-1-3 疥疮（指缝红色丘疹和丘疱疹）

【诊断】

1. 常有接触传染史。奇痒，尤以夜间为甚。

2. 好发于指缝、手腕、前臂、腋窝、乳房下、脐周、下腹部、生殖器和臀部等皮肤薄嫩部位。

3. 皮损表现为红色小丘疹、水疱和隧道，见图7-1-1～图7-1-3。

4. 显微镜下找到疥螨即可确诊。

【治疗】

1. 应及时隔离患者，应同时治疗家庭或集体宿舍中的患者；应煮沸污染物品以杀螨。

2. 颈部以下的全身皮肤涂布5％二氯苯醚菊酯（扑灭司林）乳膏，睡前使用，次晨洗掉。使用乳膏前不要沐浴，要将药膏涂遍全身皮肤（包括手掌、指甲下、足趾、腹股沟）并保留8～14h。治疗后1周可重复治疗1次。1％林旦乳剂使用方法同5％二氯苯醚菊酯乳膏，但婴儿、儿童、妊娠和哺乳期妇女、抽搐或神经疾病患者禁用。

3. 婴幼儿患者应外用5%～10%硫黄软膏或乳膏，连续3～5天。

4. 伊维菌素是治疗疥疮的口服制剂，主要用于难治的患者，如结痂型疥疮。婴儿及孕妇禁用。

5. 口服抗组胺药可以缓解瘙痒。

第二节　螨皮炎

螨皮炎（mite dermatitis）是因螨叮咬或接触其分泌物而引起的一种急性皮炎。

【诊断】

1. 螨皮炎皮损特点为红色风团样丘疹，中央有白色小疱，有时可见大疱，见图7-2-1、图7-2-2。

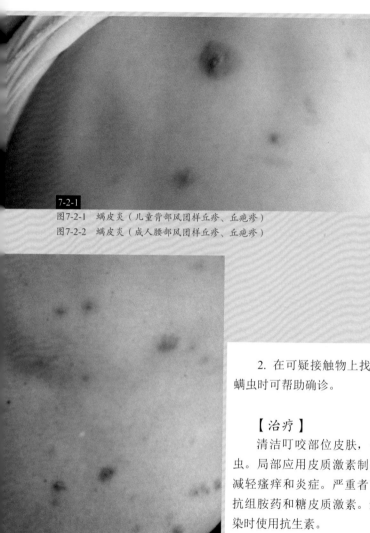

7-2-1

图7-2-1 螨皮炎（儿童背部风团样丘疹、丘疱疹）

图7-2-2 螨皮炎（成人腰部风团样丘疹、丘疱疹）

2. 在可疑接触物上找到致病螨虫时可帮助确诊。

【治疗】

清洁叮咬部位皮肤，去掉幼虫。局部应用皮质激素制剂可以减轻瘙痒和炎症。严重者可口服抗组胺药和糖皮质激素。继发感染时使用抗生素。

7-2-2

第三节　隐翅虫皮炎

隐翅虫皮炎（paederia dermatitis）是由于皮肤接触隐翅虫毒液引起的皮肤炎症，见图7-3-1～图7-3-3。

【诊断】

1. 皮损为条状、片状水肿性红斑，其上密集丘疹、水疱及脓疱，部分脓疱融合成片，可继发糜烂、结痂及表皮坏死。面部、颈、四

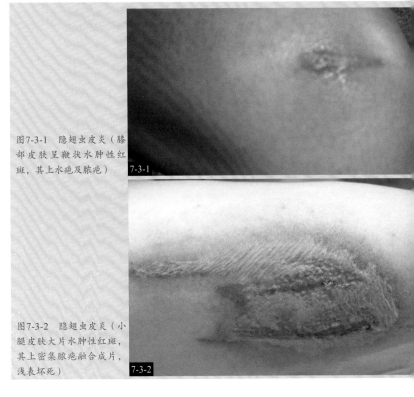

图7-3-1　隐翅虫皮炎（膝部皮肤呈鞭状水肿性红斑，其上水疱及脓疱）

7-3-1

图7-3-2　隐翅虫皮炎（小腿皮肤大片水肿性红斑，其上密集脓疱融合成片，浅表坏死）

7-3-2

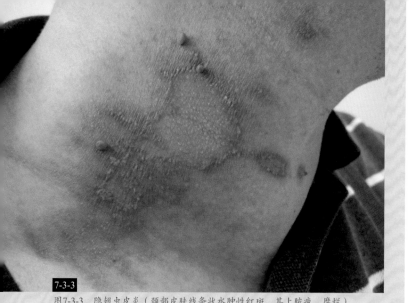

图7-3-3　隐翅虫皮炎（颈部皮肤线条状水肿性红斑，其上脓疱、糜烂）

肢及躯干等暴露部位多见。

2. 流行学特点结合暴露部位皮肤线状水肿性红斑、脓疱，自觉灼痛，可以诊断。

【治疗】

该病的治疗与刺激性接触性皮炎相同。接触部位尽早用肥皂水清洗，糜烂面可用5％碳酸氢钠溶液冷湿敷，然后局部使用糖皮质激素乳膏，如继发感染则需使用抗生素。

第四节　虱病

虱病（pediculosis）是指由头虱、体虱和阴虱所引起的传染性皮肤病，见图7-4-1。

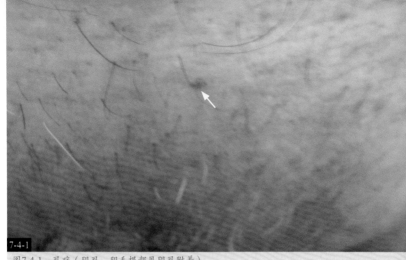

7-4-1

图7-4-1 虱病（阴虱，阴毛根部见阴虱附着）

【诊断】

诊断主要根据接触史和临床表现；查到成虫或虫卵可确诊。

【治疗】

1. 注意个人卫生，勤换衣服、勤洗澡，不与虱病患者直接或间接接触。

2. 虱病治疗首选含除虫菊酯的香波或乳膏，睡前用于瘙痒部位，次晨洗掉，大多数患者需在7～10天后重复治疗。也可选用含林旦的香波或乳膏，但不用于婴儿、儿童、孕妇和哺乳妇女。虫卵梳有助于去除虫卵。

第八章
物理性皮肤病

第一节　慢性光化性皮炎

慢性光化性皮炎（chronic actinic dermatitis）是一种少见、持久的特发性光照性皮肤病之一，主要发生于暴露部位，以慢性光敏感为特征，是一种迟发型变态反应性疾病。轻型表现为光敏性湿疹、皮炎。重型又被称为光线性类网织细胞增生症。见图8-1-1～图8-1-8。

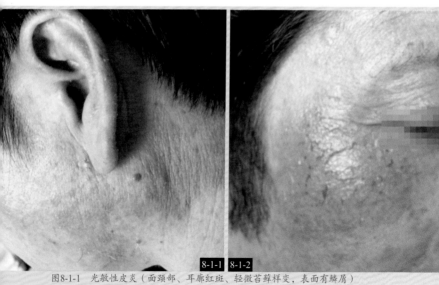

图8-1-1　光敏性皮炎（面颈部、耳廓红斑、轻微苔藓样变，表面有鳞屑）
图8-1-2　慢性光化性皮炎（面部水肿性红斑，间有小片糜烂，表面有鳞屑）

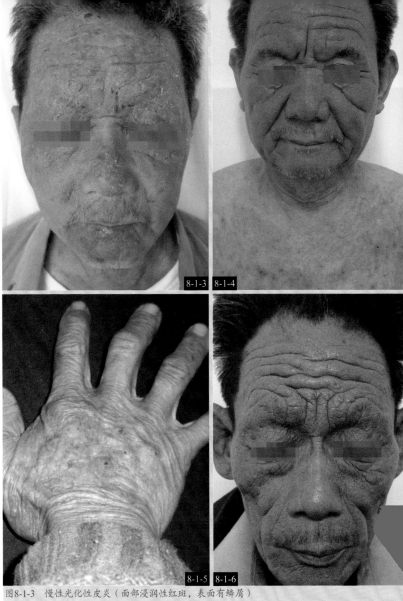

图8-1-3　慢性光化性皮炎（面部浸润性红斑，表面有鳞屑）

图8-1-4　慢性光化性皮炎（面部浸润性红斑，躯干部散在红色丘疹）

图8-1-5　慢性光化性皮炎（手部红斑，皮肤肥厚）

图8-1-6　光线性类网织细胞增生症（面部红色浸润性斑块，苔藓样变）

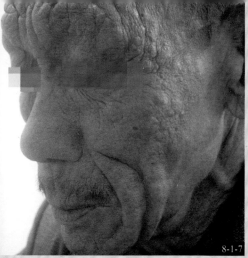

图8-1-7 光线性类网织细胞增生症
（面部红色浸润性斑块，有结节
形成）

图8-1-8 慢性光化性皮炎（面颈部
红色浸润性斑块，苔藓样变）

8-1-7

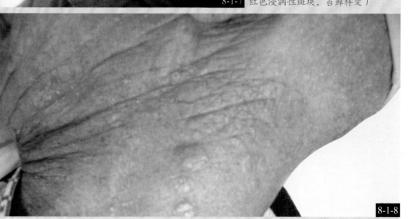

8-1-8

【诊断】

1. 暴露部位皮损呈持久性皮炎或湿疹，可伴有浸润性丘疹和斑块，偶可呈红皮病表现。

2. 损害时间较长，可达数月以上，反复加剧，自觉瘙痒。

3. 中老年男性多见。

4. 小红斑量的测定对UVA异常敏感，部分对UVB和可见光也敏感，光激发试验和光斑试验可呈阳性。

5. 组织病理学检查呈慢性皮炎或淋巴瘤样改变，需注意鉴别。

【治疗】

1. 避免日晒，尽可能减少日光照射，做好防光措施。

2. 避免各种可能存在的致敏物质。

3. 病情较轻时可以局部外用糖皮质激素、他克莫司乳膏等，口服烟酰胺、B族维生素等；急性加剧期可以口服泼尼松控制，也可使用羟氯喹联合糖皮质激素；严重者可考虑口服环孢素、硫唑嘌呤、沙利度胺及进行低剂量PUVA。

第二节　痱

痱（miliaria）是由于在高温闷热环境下，出汗过多，汗液蒸发不畅，导致汗管堵塞、汗孔破裂，汗液渗入周围组织而引起的浅表炎症反应。以小丘疹、小水疱为特征性损害。好发于夏季，主要见于排汗调节功能较差的儿童和长期卧床患者。

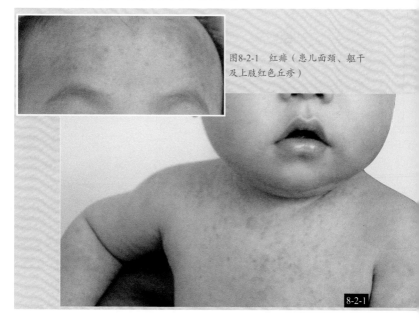

图8-2-1　红痱（患儿面颈、躯干及上肢红色丘疹）

8-2-1

【诊断】

1. 高温、高湿环境或湿热季节发病。

2. 多见于儿童。

3. 临床表现分为红痱（红色粟粒疹）（图8-2-1）、白痱（晶状粟粒疹）、脓痱（脓疱性粟粒疹）三种常见类型。

【治疗】

1. 保持室内通风凉爽，勤洗澡，保持皮肤清洁、干燥。

2. 避免搔抓，不用肥皂擦洗。

3. 外用消炎止痒制剂，如痱子粉、炉甘石洗剂等，可用1：8000高锰酸钾溶液外洗脓痱。

4. 有继发感染者可适当选择口服或外用抗生素。

第三节　冻疮

冻疮（chilblain）是由寒冷引起的局限性皮肤炎症损害。见图8-3-1～图8-3-3。

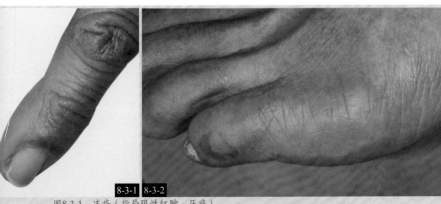

8-3-1 8-3-2

图8-3-1　冻疮（指局限性红肿，压痛）
图8-3-2　冻疮（小趾外侧局限性红肿）

【诊断】

1. 寒冬或初春季节发生。

2. 好发于肢体的末梢和暴露的部位，如手、足、鼻尖、耳郭、耳垂和面颊部。

3. 皮损为局限性水肿性红斑，境界不清，可出现水疱、糜烂和溃疡；自觉瘙痒。

【治疗】

1. 全身疗法　血管扩张药，如烟酸50～100mg，每日3次。硝苯地平（硝苯吡啶）对严重复发性冻疮有效，每次20mg，每日3次。维生素E，每次0.1g，每日3次。

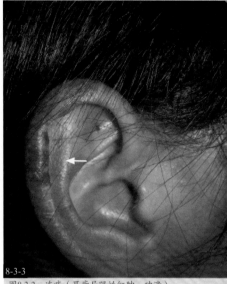

8-3-3

图8-3-3　冻疮（耳廓局限性红肿、破溃）

2. 局部治疗　外用消炎、消肿、改善循环药物。皮损未破者可选10%樟脑软膏、冻疮膏等；已破溃者先用3%的硼酸溶液湿敷，再用10%樟脑软膏等。

3. 物理疗法　紫外线、氦氖激光、音频电疗等均有一定疗效。

第四节　手足皲裂

手足皲裂（rhagadia manus and pedalis）是各种原因导致手、足部皮肤干燥、线状裂隙的一种疾病。因掌跖部皮肤经常受机械或化学性刺激，同时汗腺分泌较少，皮肤干燥，皮肤角质增厚（图8-4-1），失去弹性，容易发生皲裂。

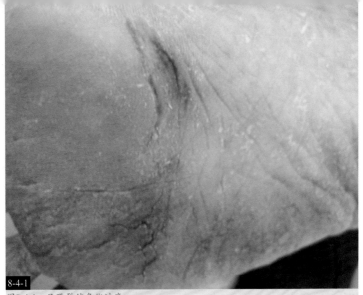

8-4-1

图8-4-1　足皲裂伴角化过度

【诊断】

1. 好发于寒冷季节，露天作业或经常接触化工产品的工作人员容易发病。

2. 皮损主要发生于角质层厚又经常受摩擦的部位，如指尖、手掌、足跟及足跖外侧缘，多对称发生。

3. 皮损处皮肤粗糙增厚，轻者仅为龟裂，重者裂口可深达真皮或皮下组织，常引起出血和触痛或灼痛。

4. 可同时伴有或继发于手足癣、湿疹或其他角化性皮肤病。

【治疗】

1. 冬季注意保温防冻，常用温水浸泡手足，用护肤品保持皮肤滋润。

2. 同时治疗手足癣、湿疹、掌跖角化病等原发疾病。

3. 轻症者可外用润肤霜剂或软膏，如10% ～ 20%的尿素软膏或复方水杨酸软膏、维生素E霜、鱼肝油软膏等；皲裂处可用橡皮膏或醋酸曲安奈德、硫酸新霉素等贴敷，以软化角质促进裂口愈合。

第五节　胼胝

胼胝（callus）俗称茧子，是由于手足长期受压或摩擦引起局限皮肤发生扁平状角质增生块（图8-5-1），与足形及某些劳力性工作有关。

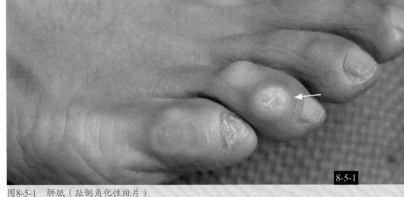

图8-5-1　胼胝（趾侧角化性斑片）

【诊断】

1. 皮损为境界不清的淡黄色或蜡黄色扁平状角质增生斑块，中央厚，边缘薄，皮纹明显，质硬。

2. 好发于手足部，多见于掌指及足跖骨突处。

3. 一般无症状，严重者可出现疼痛。

【治疗】

1. 避免穿过紧、过硬的鞋子，以减少摩擦和挤压。

2. 患部用温水浸泡，使其松软，然后用刀片轻轻刮除、消除增厚的角质皮肤。

3. 可外用角质剥脱剂，如25%水杨酸或维A酸软膏，或用各种硬膏胶布粘贴损害面也可以显著软化和剥脱角质面，以减轻疼痛，此法尤其适用于冬季。

4. 采用液氮冷冻治疗有效。

第六节　鸡眼

鸡眼（clavus）是足部皮肤局限性圆锥状角质增生性损害，长久站立或行走的人较易发生，病变与局部受压及摩擦有关。

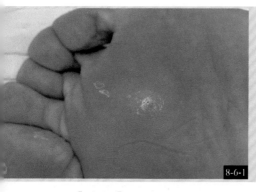

图8-6-1　鸡眼（足底圆形角质增生，境界清楚）

【诊断】

1. 典型皮损表现为针头至蚕豆大小淡黄色或深黄色的局限性角质增生，圆形或椭圆形，光滑可稍有透明感，与皮面平或稍隆起，境界清。见图8-6-1。

2. 皮损好发于足部，尤其好发于足前中部，可发生于小趾外、两趾间突出处或受摩擦及压迫处，也可发生于趾背及足跟。

3. 站立或行走或受到压迫时会出现疼痛。

【治疗】

1. 不穿过紧过硬的鞋子，减少压迫或摩擦，鞋内衬以较厚的棉垫。

2. 矫正足部畸形，如有足部外生骨疣等应及时采取相应处理。

3. 皮损处热水浸泡，削去角质增生部分，后应用鸡眼膏，直至损害脱落。

4. 物理治疗可以选择二氧化碳激光或液态氮冷冻治疗。

第九章
瘙痒性皮肤病

第一节 痒疹

痒疹（prurigo）是一组以风团样丘疹、结节、剧烈瘙痒为特征的炎症性皮肤病。

【诊断】

1. 单纯性痒疹 皮疹为米粒至绿豆大淡红色或肤色的坚实丘疹，表面有一水疱，搔抓后顶部表皮剥脱、结血痂，剧痒。好发于躯干、四肢近端。女性多见。见图9-1-1、图9-1-2。

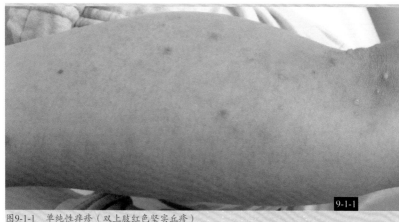

9-1-1

图9-1-1 单纯性痒疹（双上肢红色坚实丘疹）

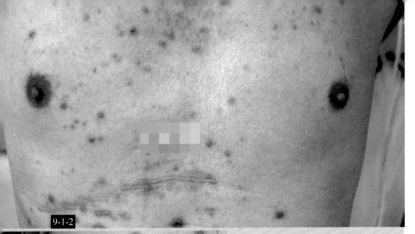

9-1-2

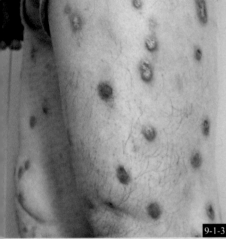

图9-1-2 单纯性痒疹（躯干绿豆大淡红色坚实丘疹，部分表面有结痂）

图9-1-3 结节性痒疹（双下肢蚕豆大坚实结节，表面粗糙）

9-1-3

2. 结节性痒疹　皮疹为褐色或灰褐色、黄豆至蚕豆大坚实丘疹或结节，表面粗糙、角化或疣状增生，剧痒。多散在分布于四肢，尤以小腿伸侧多见。见图9-1-3。

【治疗】

1. 去除诱素　如防止虫咬、局部刺激，纠正胃肠功能紊乱等相关疾病。

2. 局部用药　外用糖皮质激素和角质软化剂，封包疗法可增强疗效。结节性皮损内注射糖皮质激素有效。

3. **全身用药** 可口服抗组胺药、镇静抗焦虑药物；皮损广泛者可口服雷公藤多苷、复方甘草酸苷、沙利度胺，亦可用普鲁卡因静脉封闭；广泛的结节性皮损和瘙痒难以忍受者可短期使用糖皮质激素。

4. **物理治疗** 可用液氮冷冻，中波紫外线（UVB）光疗或补骨脂素加紫外线（PUVA）疗法对顽固性皮损均有一定疗效。

第二节　神经性皮炎

神经性皮炎（neurodermatitis）又称慢性单纯性苔藓（lichen simplex chronicus），是一种以阵发性剧烈瘙痒和皮肤苔藓样变为特征的慢性神经功能障碍性皮肤病。常发生在颈项部、肘膝关节伸侧、骶尾部、眼睑、小腿及前臂伸侧，也可泛发。见图9-2-1。

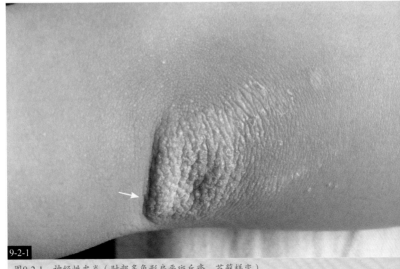

9-2-1

图9-2-1　神经性皮炎（肘部多角形扁平斑丘疹，苔藓样变）

【诊断】

根据典型的苔藓样变、斑丘疹，自觉瘙痒，容易诊断。

【治疗】

1. 局部用药　外用止痒剂、焦油类或糖皮质激素制剂。苔藓样变明显者采用封包疗法可增强疗效，或于皮损内注射糖皮质激素。

2. 全身用药　可口服抗组胺药、镇静催眠药，严重者可用普鲁卡因静脉注射。

第三节　人工皮炎

人工皮炎（dermatitis factitia）是患者应用物理性或者化学性因素，强行将自身皮肤损伤以达到个人的某些欲望。人为损害的人工皮炎形态多种多样。见图9-3-1。

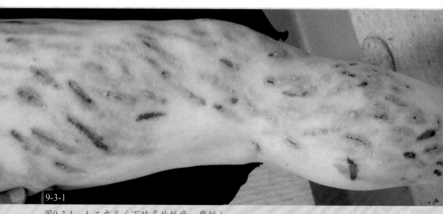

9-3-1

图9-3-1　人工皮炎（下肢多处抓痕，糜烂）

【诊断】

主要根据人为的皮肤损伤形态，不能用其他原因解释的皮损，加上癔症性行为或者性格。

【治疗】

1. 必须耐心地做好宣教工作，以纠正患者的心理及精神异常。

2. 有潜在的精神性疾病应予及时治疗。

3. 已造成的皮肤损伤需对症处理。采取保护性措施防止患者反复损伤皮肤。

第十章
变态反应性皮肤病

第一节　接触性皮炎

接触性皮炎（contact dermatitis）是由于皮肤或黏膜单次或者多次接触外源性致敏物质后，在接触部位甚至以外的部位发生的急性或慢性皮炎。可以分为：① 原发刺激性接触性皮炎，接触到的物质有很强的刺激性，任何人接触后均可发生皮炎，这种刺激又称为原发性刺激或毒性刺激；② 变态反应性接触性皮炎，接触物基本没有刺激，少数人接触而致敏，再次接触后短时间在接触部位及其附近引发皮炎。见图10-1-1～图10-1-8。

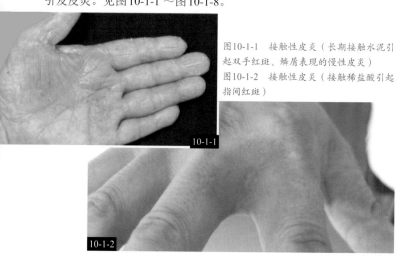

图10-1-1　接触性皮炎（长期接触水泥引起双手红斑、鳞屑表现的慢性皮炎）

图10-1-2　接触性皮炎（接触稀盐酸引起指间红斑）

10-1-1

10-1-2

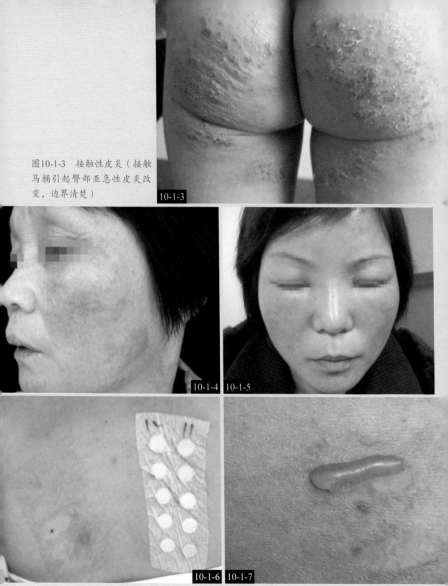

图10-1-3 接触性皮炎（接触马桶引起臀部亚急性皮炎改变，边界清楚）

图10-1-4 接触性皮炎（中草药引起面颈部红斑）

图10-1-5 接触性皮炎（花粉引起面部水肿性红斑）

图10-1-6 接触性皮炎（斑贴试验花粉阳性）

图10-1-7 接触性皮炎（敷贴胶布引起水肿性红斑，大疱）

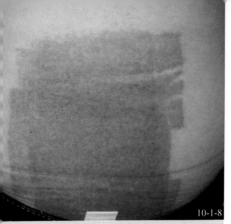

10-1-8

图10-1-8　接触性皮炎（外贴伤湿膏引起水肿性红斑）

【诊断】

1. 有刺激性物质或者致敏性物质接触史。

2. 疾病发生可能需经一定潜伏期，接触致敏物质后经过数分钟甚至数小时内发病，有时潜伏期可以达到几天或几周。

3. 损害局限于接触部位或者身体暴露部位，境界清晰明显，皮疹多为单一形态，可表现为红斑、丘疹，严重时出现坏死性溃疡。

4. 有瘙痒或者灼痛感。

5. 病程有一定自限性，去除致敏物质，积极治疗后一般很快痊愈。

6. 斑贴试验阳性。

【治疗】

1. 首先应寻找病因，避免再次接触致敏物质。

2. 内服药物以抗过敏、止痒为主。可口服抗组胺药物、维生素C，静脉注射10%葡萄糖酸钙。严重者可口服糖皮质激素等。

3. 根据外用药物治疗原则，适当选用剂型和药物。轻度红肿、丘疹、水疱而无渗液的患者可用炉甘石洗剂或者粉剂；有少许渗液的患者可应用糖皮质激素糊剂或乳膏；有明显渗液时，用3%硼酸溶液等湿敷。根据皮损的轻重及是否继发感染，选择外用糖皮质激素或抗生素。

第二节　化妆品皮炎

化妆品皮炎（cosmetic dermatitis）是指人们日常生活中使用化妆

品引起的皮肤、黏膜及其附属器的病变。化妆品对皮肤、黏膜等的刺激可以分为原发性刺激、超敏反应、过敏反应和光毒反应，主要包括化妆品接触性皮炎、化妆品色素异常、化妆品光感性皮炎、化妆品痤疮、化妆品毛发损害、化妆品甲损害。见图10-2-1～图10-2-3、图19-2-2。

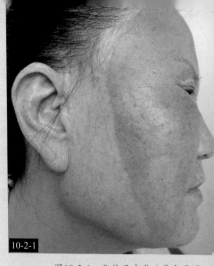

图10-2-1　化妆品皮炎（美白面膜引起面部红斑）

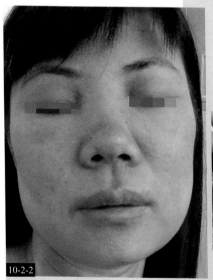

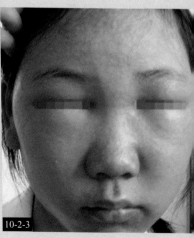

图10-2-2　化妆品皮炎（防晒霜引起面颈部红斑）

图10-2-3　化妆品皮炎（染发剂引起面部急性皮炎，眼睑高度水肿）

【诊断】

1. 有明确的化妆品接触史，皮损的原发部位为使用化妆品的部位。

2. 排除非化妆品引起的相似皮肤病。

3. 皮肤损害可以表现为使用化妆品的皮肤、黏膜部位出现红斑、丘疹、水疱、大疱、糜烂、渗液、结痂甚至色素沉着等，可出现一种或几种症状。

4. 皮肤斑贴试验有助于诊断。

【治疗】

1. 首先停用正在使用的各种化妆品，尽可能找出引起病变的可能性最大的化妆品品种。

2. 根据不同皮损类型，选择内服和外用药物。急性期同接触性皮炎。

第三节　特应性皮炎

特应性皮炎（atopic dermatitis，AD）又称为遗传过敏性湿疹（atopic eczema，AE），与遗传及环境因素密切相关，是慢性、反复性、

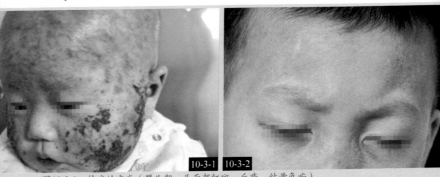

图10-3-1　特应性皮炎（婴儿期，头面部红斑、丘疹，结黄色痂）

图10-3-2　特应性皮炎（幼儿期，额及眼眶周围皮肤淡红斑、密集丘疹、轻度苔藓样变）

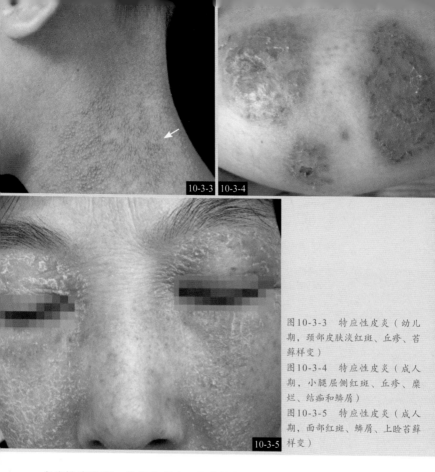

图10-3-3 特应性皮炎（幼儿期，颈部皮肤淡红斑、丘疹、苔藓样变）

图10-3-4 特应性皮炎（成人期，小腿屈侧红斑、丘疹、糜烂、结痂和鳞屑）

图10-3-5 特应性皮炎（成人期，面部红斑、鳞屑、上睑苔藓样变）

炎症性皮肤病，常伴有哮喘、变应性鼻炎或者血清中IgE升高等，在儿童中较为多见。

【诊断】

1.临床表现

（1）个人或者家族中有遗传过敏史，对蛋白质食物或者吸入性物质容易产生过敏反应。

（2）根据临床情况可以分为三期，即婴儿期、儿童期以及青年成人期。① 婴儿期：又称为婴儿湿疹，常在出生后1～6个月时发病，可以表现为颜面部红斑、丘疹、丘疱疹，呈多形性，边界不清，多于2岁内出现好转，部分可以迁延至儿童期。见图10-3-1。②儿童期：可以在婴儿期缓解1～2年后出现或者没有婴儿期病史而在4岁左右发病，少数为婴儿期迁延而来。好发于四肢伸侧或者屈侧，根据皮肤病变可分为湿疹型和痒疹型。见图10-3-2、图10-3-3。③青年成人期：指12岁以后及成人阶段的皮炎，可由儿童期迁延而来，也可以在青春期受某种因素刺激突然发病。好发于肘窝、腘窝、颈窝等，皮损可以为苔藓样变或急性、亚急性湿疹样变。见图10-3-4、图10-3-5。

（3）主要症状为剧烈瘙痒，病程呈慢性，时轻时重。

（4）血中嗜酸性粒细胞及IgE升高，被动移动试验阳性。

2. 诊断标准（Williams诊断标准）

（1）主要标准　皮肤瘙痒。

（2）次要标准

① 屈侧皮炎湿疹史，包括肘窝、腘窝、踝前、颈部（10岁以下儿童包括颊部皮疹）。

② 哮喘或过敏性鼻炎史（或在4岁以下儿童的一级亲属中有特应性疾病史）。

③ 近年来全身皮肤干燥史。

④ 有屈侧湿疹（4岁以下儿童面颊部/前额和四肢伸侧湿疹）。

⑤ 2岁前发病（适用于4岁以上患者）。

3. 确定诊断　主要标准+3条或3条以上次要标准。

【治疗】

1. 患者教育

① 内衣以纯棉、宽松为宜；应避免剧烈搔抓和摩擦；注意保持适宜的环境温度、湿度，尽量减少生活环境中的变应原等。注意皮肤清洁及保湿护理。

② 注意儿童的消化功能，如有便秘及消化不良应给予相应处理。

③ 患者应尽量避免与种痘者或者单纯疱疹的患者接触。

2. 全身疗法 可以选用抗组胺药。有继发细菌感染者，可短期(1周左右)给予抗感染药物；重症患者可使用糖皮质激素、环孢素等。其他：甘草酸制剂、钙剂和益生菌可作为辅助治疗。生物制剂可用于病情严重且常规治疗无效者。此外，也可使用光疗机、中医中药。

3. 外用药物

① 糖皮质激素：局部外用糖皮质激素是特应性皮炎的一线疗法。儿童患者尽量选用中弱效激素，应避免长期使用强效激素。一般为每日2次，炎症控制后逐渐过渡到钙调神经磷酸酶抑制药。

② 钙调神经磷酸酶抑制药：如他克莫司软膏和吡美莫司乳膏，可与激素联合应用或序贯使用，以减少病情的复发。

③ 外用抗微生物制剂：由于细菌、真菌定植或继发感染可诱发或加重病情，口服或外用抗生素有利于病情控制，用药以1～2周为宜。

④ 其他外用药：急性期的渗出，采用0.9%氯化钠溶液、1%～3%硼酸溶液及其他溶液湿敷；慢性期，用氧化锌油(糊)剂、黑豆馏油软膏等。日常使用润肤保湿剂。

第四节　湿疹

湿疹（eczema）是由多种内外因素引起的具有明显渗出倾向的一种皮肤炎症反应。皮疹一般具有多形性，有渗出倾向，分布基本对称，瘙痒明显，反复发作。根据皮肤损害可以分为急性期、亚急性期、慢性期三种。见图10-4-1～图10-4-10。

【诊断】

1. 急性湿疹

（1）急性发作、对称分布，多见于面、耳、手、足、前臂、小腿等部位，严重时可以泛发全身。

（2）皮损呈多形性，多表现为在红斑基础上出现密集粟粒大的

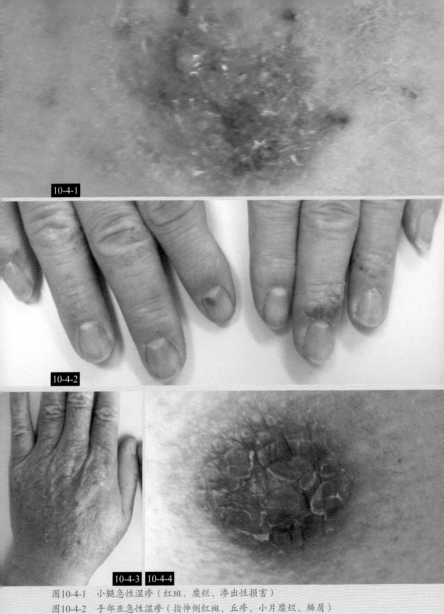

图10-4-1　小腿急性湿疹（红斑、糜烂、渗出性损害）
图10-4-2　手部亚急性湿疹（指伸侧红斑、丘疹、小片糜烂、鳞屑）
图10-4-3　手部慢性湿疹（手背皮肤增厚、浸润、表面粗糙，可见苔藓样变及色素沉着）
图10-4-4　乳房湿疹（乳头及乳晕红斑、水肿、结痂）

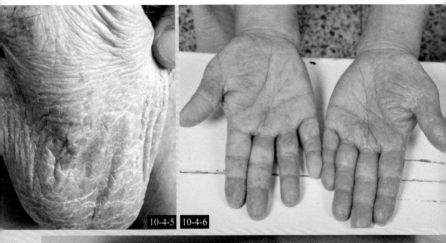
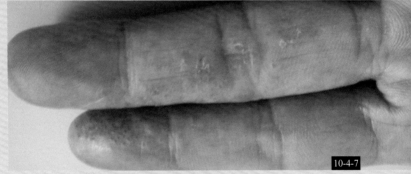

图10-4-5 阴囊湿疹（阴囊皮肤潮红、鳞屑、小片糜烂、苔藓样变）

图10-4-6 手皲裂性湿疹（掌指红斑、鳞屑、皲裂，对称分布）

图10-4-7 汗疱疹（指群集性小水疱，伴手部多汗）

丘疹、丘疱疹或小水疱，边界不清，可因瘙抓出现糜烂、渗液；当合并感染时可有脓疱、脓液及脓痂。

（3）自觉剧烈瘙痒和灼热感。

2. 亚急性湿疹

（1）急性湿疹炎症减轻后或者急性期未经适当处理进入亚急性

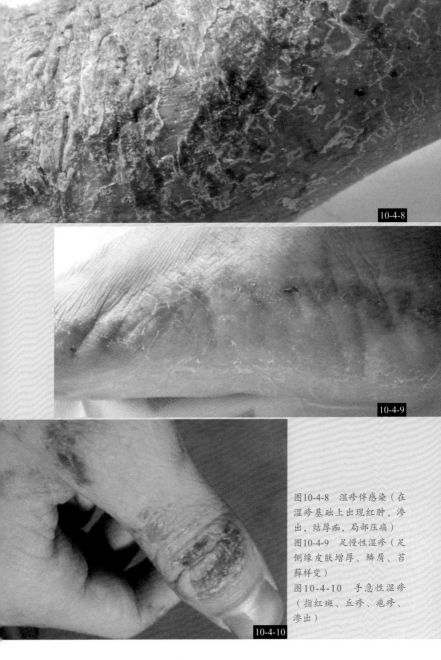

图10-4-8 湿疹伴感染（在湿疹基础上出现红肿、渗出，结厚痂，局部压痛）

图10-4-9 足慢性湿疹（足侧缘皮肤增厚、鳞屑、苔藓样变）

图10-4-10 手急性湿疹（指红斑、丘疹、疱疹、渗出）

期，或慢性湿疹加重所致。

（2）皮肤损害以小丘疹、鳞屑和结痂为主，仅有少数表现为丘疱疹、水疱和糜烂，也可有轻度浸润。

（3）自觉剧烈瘙痒。

3. 慢性湿疹

（1）多由急性与亚急性湿疹迁延而成，少数开始即为慢性。

（2）多见于手、足、小腿、肘窝、股部、乳房、外阴及肛门等处。

（3）皮损表现为皮肤增厚、浸润，表面粗糙，可见苔藓样变，有色素沉着或者色素减退及鳞屑。

（4）自觉瘙痒明显。

【治疗】

1. 一般防治原则　寻找发病原因，尽量避免各种刺激因素，如搔抓、热水烫洗、易致敏和有刺激的食物等。

2. 内用疗法　应用一种或两种抗组胺药物，交替使用以抗过敏、止痒；此外，维生素C、B族维生素以及调节自主神经功能的药物也有帮助；急性或者泛发性湿疹时，可以静脉注射葡萄糖酸钙等；慢性泛发性湿疹可以使用普鲁卡因静脉封闭治疗；尽量不使用糖皮质激素。

3. 外用疗法　参考特应性皮炎。

第五节　口周皮炎

口周皮炎（perioral dermatitis）指发生于上唇、颏、鼻唇沟、鼻等处的炎症性皮肤病。

【诊断】

1. 患者90%以上为女性，年龄在23～35岁。

2. 皮损多为散在的1～2mm大小的丘疹、丘疱疹，或融合成片，

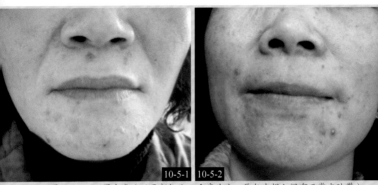

图10-5-1　口周皮炎（以面部红斑、丘疹为主，唇与皮损之间有正常皮肤带）

图10-5-2　口周皮炎（面部红斑、分散的丘疹和脓疱，唇与皮损之间有正常皮肤带）

有时可以见到散在分布的小丘脓疱疹，基底红，有轻度鳞屑，唇红与皮损之间围绕约5mm宽的正常皮肤带。见图10-5-1、图10-5-2。

3. 该病常周期性发作，自觉轻到中度的瘙痒和烧灼感。

【治疗】

1. 清淡饮食，避免辛辣等刺激性饮食。

2. 可以内服四环素类药物或大环内酯内药物。

3. 外用夫西地酸，联合钙调神经磷酸酶抑制药有效。

第六节　药疹

药疹（drug eruption）又称药物性皮炎（dermatitis medicamen-tosa），是药物通过内服、注射，使用雾化吸入或栓剂等途径进入人体后所引起皮肤黏膜的炎症反应。常见的致敏药物有：① 抗生素，如青霉素、氨苄西林、链霉素等；② 磺胺类药物，如复方磺胺甲噁唑；③ 解热镇痛药，如阿司匹林、氨基比林等；④ 镇静催眠以及抗癫痫药物，如苯巴比妥、苯妥英钠等；⑤ 血清制剂，如破伤风抗

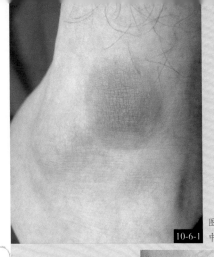

图10-6-1　固定型药疹（踝部红斑，中央颜色深，氨基比林引起的）

10-6-1

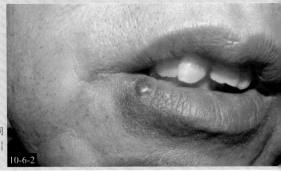

图10-6-2　固定型药疹（口周色素沉着，复方磺胺甲噁唑引起的）

10-6-2

毒素、狂犬疫苗等；⑥ 中药，如葛根、天花粉、丹参等。常见的药疹类型有：固定型药疹、猩红热样或麻疹样红斑型药疹、荨麻疹或血管性水肿型药疹、多形红斑型药疹、湿疹型药疹、紫癜型药疹、大疱性表皮坏死松解型药疹、红皮病型药疹、光敏型药疹、痤疮样型药疹等。见图10-6-1～图10-6-14。

【诊断】

1. 有明确的用药史。

2. 疾病的发生有一定的潜伏时间，一般为4～25天，平均为1～8天。

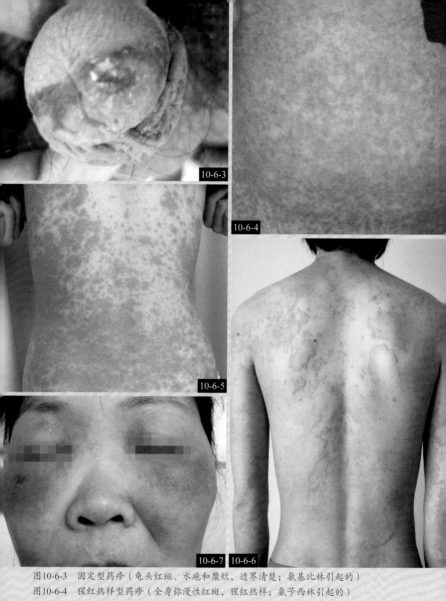

图10-6-3　固定型药疹（龟头红斑、水疱和糜烂，边界清楚；氨基比林引起的）

图10-6-4　猩红热样型药疹（全身弥漫性红斑，猩红热样；氨苄西林引起的）

图10-6-5　麻疹样红斑型药疹（全身弥漫性红斑、斑丘疹，分布不完全对称；司帕沙星引起的）

图10-6-6　荨麻疹药疹（全身大片风团，多数呈环状；狂犬疫苗引起的）

图10-6-7　湿疹型药疹（面部对称性水肿性红斑，右侧有糜烂；格列咪嗪引起的）

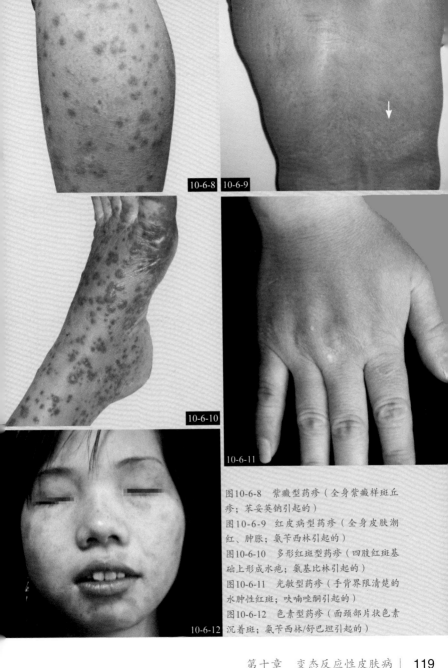

图10-6-8 紫癜型药疹（全身紫癜样斑丘疹；苯妥英钠引起的）

图10-6-9 红皮病型药疹（全身皮肤潮红、肿胀；氨苄西林引起的）

图10-6-10 多形红斑型药疹（四肢红斑基础上形成水疱；氨基比林引起的）

图10-6-11 光敏型药疹（手背界限清楚的水肿性红斑；呋喃唑酮引起的）

图10-6-12 色素型药疹（面颈部片状色素沉着斑；氨苄西林/舒巴坦引起的）

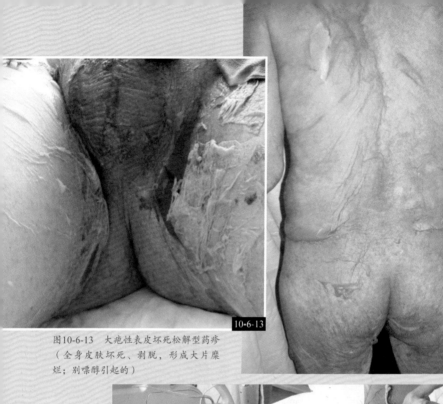

图10-6-13　大疱性表皮坏死松解型药疹
（全身皮肤坏死、剥脱，形成大片糜
烂；别嘌醇引起的）

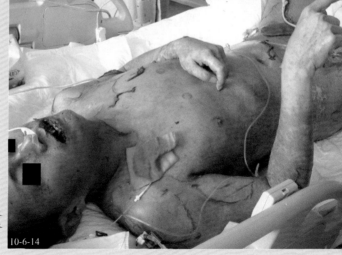

图10-6-14　大疱性表
皮坏死松解型药疹
（卡马西平引起的）

3. 发病比较突然，除固定型药疹外，大多全身泛发，皮损形态多形，可以见到猩红热样皮损、麻疹样红斑等。

4. 重症药疹可以累及内脏，如心脏、肝脏、肾脏均可出现不同程度的受累。

5. 皮肤试验以及激发试验可呈现阳性反应。

6. 实验室检查可以出现白细胞和嗜酸粒细胞升高；个别可以见到白细胞、红细胞或者血小板减少；重症患者可出现肝肾功能损害。

【治疗】

1. 用药前应仔细询问过敏史，立即停用一切可疑致敏药物或者化学结构与其类似的药物。

2. 多饮水或者静脉输液以加速体内药物的排泄，必要时可给予导泻药或者利尿药以保持大小便的通畅。

3. 病情较轻的患者可以选用抗组胺药物、维生素C以及钙剂。较重的患者需口服糖皮质激素，如泼尼松每天20～40mg，病情好转时逐渐减量直至停药。病情特别严重者需早期大剂量应用糖皮质激素静脉滴注，也可联合静脉滴注丙种球蛋白，400mg/(kg·d)，连续3～5天；积极防止继发感染，加强支持治疗；并注意眼、口腔、外阴等部位的护理。

第七节　荨麻疹

荨麻疹（urticaria）为一种常见的皮肤黏膜过敏性疾病，是由于皮肤黏膜小血管扩张及其通透性增加所引起的一过性局限性水肿反应。病因复杂，包括：食物，如鱼、虾、蟹等；药物，如青霉素、呋喃唑酮以及血清制剂；感染，如寄生虫、细菌、病毒以及真菌；物理化学因素，如日光、染料、冷热等；动植物因素，如昆虫叮咬、花粉等；精神因素，如精神过度紧张、抑郁等；全身性疾病，如糖尿病、系统性红斑狼疮等；遗传因素，如家族性寒冷性荨麻疹。见图2-13、图10-7-1～图10-7-4。

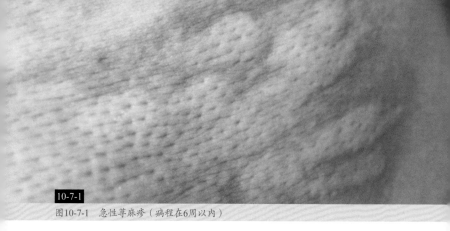

10-7-1

图10-7-1　急性荨麻疹（病程在6周以内）

【诊断】

根据病程，分为急性和慢性两类。

1.急性荨麻疹　起病常较急，大小不等的红色风团，风团持续时间一般不超过24h，但新风团此起彼伏。病情重者可有过敏性休克样症状、腹痛、呼吸困难，甚至窒息。

2.慢性荨麻疹　全身症状一般较轻，风团时多时少，反复发生，超过6周诊断。大多数患者不能找到病因。

3.特殊类型的荨麻疹　包括人工荨麻疹、寒冷性荨麻疹、胆碱能性荨麻疹、日光性荨麻疹、压迫性荨麻疹。血管性水肿，发生于黏膜或组织疏松处，分为获得性及遗传性两种，后者罕见。持续1～3日可渐行消退，亦可在同一部位反复发作。发生于喉黏膜者，可引起呼吸困难，甚至导致窒息死亡。

4.实验室检查可以发现血液中嗜酸粒细胞升高；若出现感染时，中性粒细胞百分比升高。

【治疗】

1. 尽可能寻找病因，避免接触或者使用致敏物。

2. 可口服抗组胺药物，静脉注射10%葡萄糖酸钙。严重的急性荨麻疹尤其有过敏性休克或者喉头水肿的患者应及时抢救，如使用

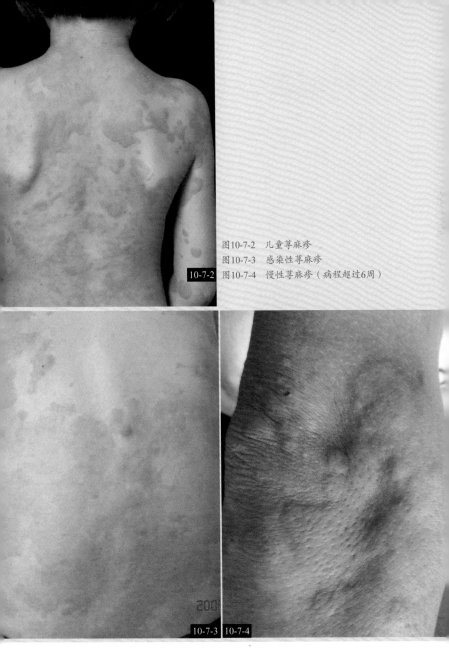

图10-7-2　儿童荨麻疹
图10-7-3　感染性荨麻疹
图10-7-4　慢性荨麻疹（病程超过6周）

10-7-2

10-7-3　10-7-4

0.1%肾上腺素，0.5～1ml皮下注射，也可以注射地塞米松、泼尼松、氢化可的松等。慢性荨麻疹服用抗组胺药物疗程一般较长，可连续用1个月以上。一种抗组胺药无效时，可2～3种联合，并以多种抗组胺药交，替使用。

3. 特殊类型荨麻疹常选用兼有抗5-羟色胺、抗乙酰胆碱药物。如物理性荨麻疹选用羟嗪、去氯羟嗪有较好的疗效。寒冷性荨麻疹选用赛庚啶，其效果较为突出。胆碱能性荨麻疹可选山莨菪碱等。

4. 有感染者可以选择使用抗生素。

5. 可以局部应用炉甘石洗剂等外用药物。

第十一章
红斑鳞屑性皮肤病

第一节　多形红斑

　　多形红斑（erythema multiforme）是一种以水肿性红斑、丘疹、疱疹等多形性损害为主要表现的急性炎症性皮肤病。临床上分为3

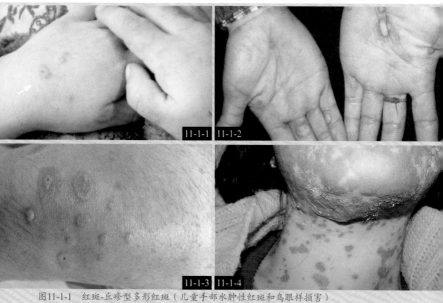

图11-1-1　红斑-丘疹型多形红斑（儿童手部水肿性红斑和鸟眼样损害）

图11-1-2　水疱-大疱型多形红斑（手掌靶形或虹膜样损害）

图11-1-3　水疱-大疱型多形红斑（膝部红斑、水疱、靶形损害）

图11-1-4　重症型多形红斑（Stevens-Johnson综合征）（红斑基础上水疱、大疱、血疱和小面积表皮剥脱，药物所致）

型：红斑 - 丘疹型、水疱 - 大疱型、重症型（也称 Steven-Johnson 综合征）。感染或药物可诱发此病。见图 11-1-1 ～图 11-1-4。

【诊断】

1. 冬春季节发病。

2. 皮疹常以水肿性红斑、丘疹多见，中心可紫红，典型者可见靶形或虹膜样外观。

3. 重型有前驱症状，可有黏膜损害及全身症状。可泛发全身，表现为红斑、水疱或大疱，可累及口腔、眼及外生殖器等黏膜部位。

4. 自觉瘙痒或灼热感，重者有发热等全身症状。

【治疗】

1. 局部用药　酌情外用炉甘石洗剂、糖皮质激素软膏。对重症型有大疱、糜烂皮损者，应注意创面、口腔、眼及外生殖器等黏膜部位的护理和治疗。

2. 全身用药　轻者一般给予抗组胺药物、维生素 C、钙剂，并根据情况酌情加用抗感染药物。重症型患者应尽早给予糖皮质激素、丙种球蛋白等治疗，有广泛水疱、糜烂、渗出严重者，应预防性应用抗生素，有感染者选用广谱抗生素。对单用大剂量糖皮质激素仍不能控制者，可配合应用免疫抑制药。重症患者，尤其是进食困难者可静脉给予复方氨基酸、清蛋白、输新鲜血浆及全血等支持治疗。注意纠正水、电解质紊乱，保护肝肾功能等。

第二节　银屑病

银屑病（psoriasis vulgaris）俗称牛皮癣，是一种以红斑、丘疹、鳞屑为基本特征的复发性慢性皮肤病。目前认为，银屑病是遗传因素与环境因素等多种因素相互作用的多基因遗传病，其发生机制是一种免疫介导性疾病。临床上分为 4 型：寻常型、脓疱型、关节病型和红皮病型。见图 11-2-1 ～图 11-2-14。

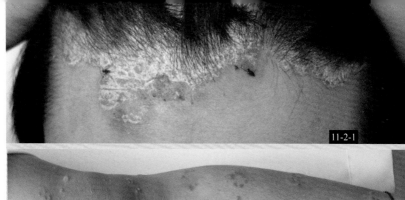

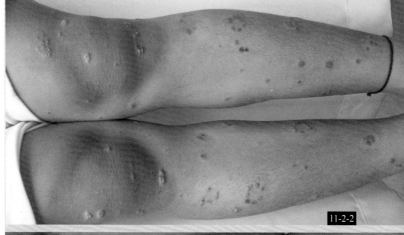

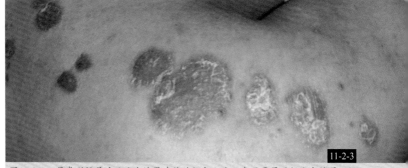

图11-2-1 寻常型银屑病（头皮境界清楚的红色斑块，表面覆厚层银白色鳞屑，抓破后出血，见束状发）

图11-2-2 点滴状银屑病（双下肢红色斑丘疹，表面鳞屑厚，有蜡样光泽）

图11-2-3 寻常型银屑病-进行期（躯干境界清楚的红色斑块，表面覆厚白色鳞屑，边缘有红晕）

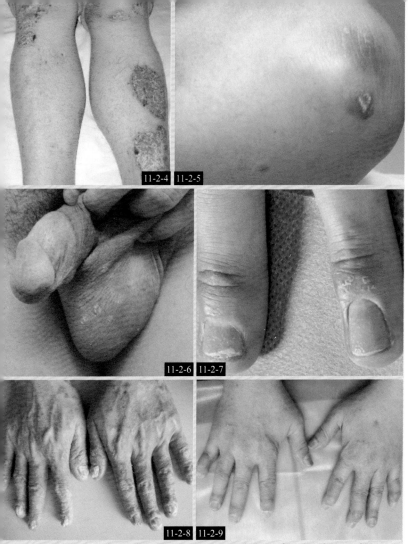

图11-2-4　寻常型银屑病-静止期（双下肢暗红色斑块，表面鳞屑厚，边界清楚）

图11-2-5　寻常型银屑病-消退期（肘关节暗红斑，表面鳞屑少，伴色素沉着）

图11-2-6　银屑病黏膜损害（表现为龟头边界清楚的红斑，表面鳞屑不明显；阴囊见同类皮损）

图11-2-7　银屑病甲损害（表现为顶针甲）

图11-2-8　银屑病甲损害（表现为甲浑浊、肥厚、鳞屑）

图11-2-9　关节病型银屑病（寻常型银屑病皮损，伴指间关节肿胀畸形）

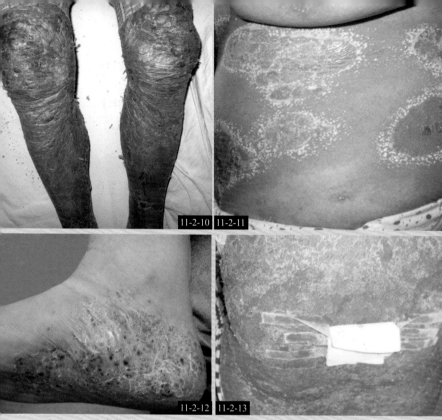

图11-2-10　关节病型银屑病（合并红皮病型银屑病，见膝关节肿胀畸形）

图11-2-11　泛发性脓疱型银屑病（红斑基础上密集小脓疱，结黄色痂）

图11-2-12　局限性脓疱型银屑病（红斑基础上密集小脓疱，结黄色痂）

图11-2-13　红皮病型银屑病（在寻常型银屑病基础上，全身皮肤潮红、肿胀、鳞屑）

【诊断】

1. 寻常型银屑病

（1）皮损好发于头皮、躯干、四肢伸侧。

（2）典型皮疹为境界清楚的红色斑块，表面覆厚层银白色鳞屑，钝刮试验见白色鳞屑、薄膜现象和点状出血（Auspitz征），该试验对诊断银屑病有价值。

（3）偶累及口腔或龟头等黏膜部位，部分患者可有甲损害。

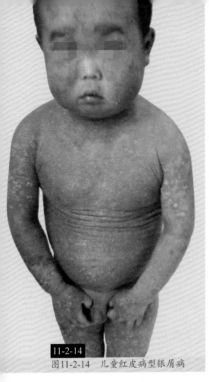

图11-2-14　儿童红皮病型银屑病

（4）病程呈慢性经过，反复发作。

（5）根据病情发展可分为进行期、静止期、退行期，进行期可见同形反应（Koebner现象）。

2. 脓疱型银屑病　分为局限性和泛发性两型。

（1）局限性脓疱型银屑病　皮损局限于手掌及足跖，为成批出现在红斑基础上的小脓疱，脓疱干燥结痂、脱屑，反复发作。

（2）泛发性脓疱型银屑病　红斑基础上出现密集针尖至粟粒大小的浅在性无菌性小脓疱，可融合形成"脓湖"。脓疱干燥结痂、脱屑，反复发作。皮疹可发生在寻常型银屑病皮损或正常皮肤上。常伴发热等全身症状。

3. 关节病型银屑病　关节病变与寻常型银屑病皮损同时或先后出现，表现为关节炎或进行性关节旁侵蚀，骨质溶解。受累关节肿胀、疼痛、活动受限，严重时出现关节畸形。影像学检查可帮助诊断。

4. 红皮病型银屑病　全身皮肤弥漫性潮红、肿胀、浸润，伴有大量糠状鳞屑，伴有不同程度的瘙痒、发热、浅表淋巴结肿大等。病程较长，消退后可出现寻常型银屑病皮损。

【治疗】

1. 局部用药　根据皮损特征酌情选择外用药，如水杨酸软膏、煤焦油软膏、0.1%维A酸软膏、钙泊三醇、他扎罗汀等。顽固单个块状皮损可用糖皮质激素制剂。

2. 全身用药　维生素A、维生素C、B族维生素等可作为辅助治疗。青霉素、红霉素或头孢菌素等适用于上呼吸道感染诱发的点滴状或急性泛发的银屑病患者。维A酸类药物适用于顽固性泛发寻常型银屑病、脓疱型及红皮病型银屑病。甲氨蝶呤适用于关节病型、脓疱型、红皮病型银屑病。糖皮质激素主要用于关节病型、泛发性脓疱型和红皮病型银屑病。此外，生物制剂如肿瘤坏死因子拮抗剂英夫利昔单抗、依那西普等也有良好的治疗作用。

3. 物理治疗　可用UVB光疗或PUVA疗法等。亦可选择浴疗。

4. 中医中药治疗　辨证施治。

第三节　玫瑰糠疹

玫瑰糠疹（pityriasis rosea）是一种常见的自限性炎症性皮肤病。皮疹常发生于躯干和四肢近心端。

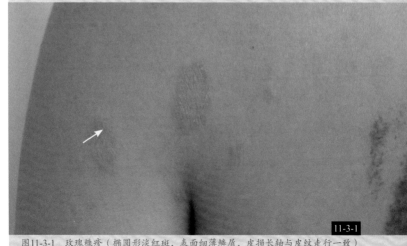

图11-3-1　玫瑰糠疹（椭圆形淡红斑，表面细薄鳞屑，皮损长轴与皮纹走行一致）

【诊断】

1. 皮疹多数为蚕豆大小椭圆形淡红斑，中心略呈黄褐色，边缘有领圈样薄屑，皮损长轴与皮纹走行一致（图11-3-1）。

2. 发疹前，部分患者常先发一母斑或前驱斑。

3. 有不同程度的瘙痒。

4. 一般4～8周自愈，通常不复发。

【治疗】

1. 局部用药　炉甘石洗剂、止痒擦剂或糖皮质激素霜剂等。

2. 全身用药　可选择抗组胺药、钙剂、维生素C、B族维生素等。

3. 物理治疗　皮疹广泛可用UVB光疗。

第四节　白色糠疹

白色糠疹（pityriasis alba），又称单纯糠疹，为好发于儿童和青少年面部的非特异性炎症性皮肤病。营养不良、维生素缺乏、日晒、皮肤干燥、碱性肥皂清洗及感染等可能是诱发因素。

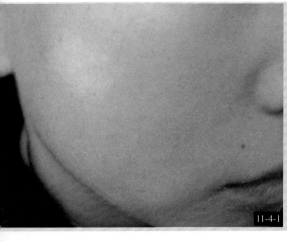

图11-4-1　白色糠疹（面部圆形钱币大淡色斑，表面覆少许糠秕状鳞屑）

11-4-1

【诊断】

1. 皮疹为圆形或椭圆形钱币大淡色斑，表面覆少许糠秕状鳞屑，边缘较清晰，见图11-4-1。

2. 一般无自觉症状，偶有轻度瘙痒。

【治疗】

保持皮肤滋润，局部外用5%硫黄软膏，口服B族维生素等。

第五节　扁平苔藓

扁平苔藓（lichen planus）是一组以紫红色多角形扁平丘疹为特征的慢性炎症性皮肤病。见图2-11、图11-5-1～图11-5-3。

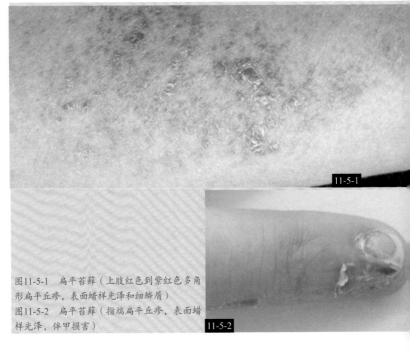

图11-5-1　扁平苔藓（上肢红色到紫红色多角形扁平丘疹，表面蜡样光泽和细鳞屑）

图11-5-2　扁平苔藓（指端扁平丘疹，表面蜡样光泽，伴甲损害）

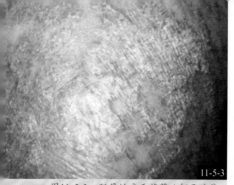

图11-5-3 肥厚性扁平苔藓（躯干暗紫红色苔藓样变和疣状增生）

【诊断】

1. 好发生在前臂、胫前、股内侧及腰臀部，部分可累及指（趾）甲、口腔及外阴黏膜部位。

2. 典型皮疹为红色或紫红色多角形扁平丘疹或斑丘疹，边界清楚，表面有蜡样光泽，上有灰白色网状细纹，称Wickham纹。

3. 同形反应阳性。

4. 局部常伴有不同程度的瘙痒。

5. 口腔黏膜损害表现为乳白色略带紫色的斑丘疹以及网状、条状或环状斑片。

6. 甲损害表现为甲纵嵴、翼状胬肉或甲板萎缩等。

7. 扁平苔藓可有许多不同的临床特殊类型，如色素性扁平苔藓、肥厚性扁平苔藓、疱性扁平苔藓、光化性扁平苔藓、毛囊性扁平苔藓、掌跖扁平苔藓等。

8. 组织病理学检查可帮助诊断。表现为表皮角化过度，颗粒层楔形增生，棘层不规则增厚、表皮突呈锯齿状，基底细胞液化变性，真皮上部有以淋巴细胞为主的致密带状浸润，真皮乳头层可见红染的胶样小体及噬黑素细胞。

【治疗】

1. 局部用药　0.1%维A酸霜、糖皮质激素、他克莫司或吡美莫司乳膏等。

2. 全身用药　瘙痒剧烈者，可口服抗组胺药物、雷公藤等。维A酸类药物常有效。急性泛发和严重者可用糖皮质激素。

3. 物理治疗　泛发性、毛发性扁平苔藓可用UVB光疗或PUVA疗法。肥厚性扁平苔藓可用二氧化碳激光、冷冻。

第六节　毛发红糠疹

毛发红糠疹（pityriasis rubra pilaris）是一种以红斑、毛囊性丘疹、掌跖角化为特征的慢性炎症性皮肤病。见图11-6-1、图11-6-2。

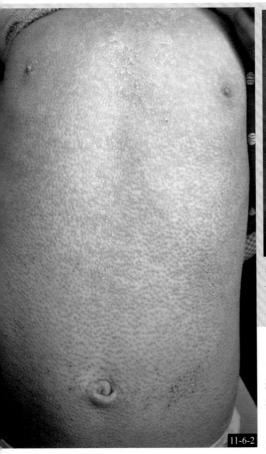

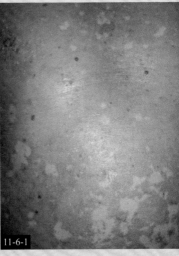

11-6-1

图11-6-1　毛发红糠疹（红皮病表现，其间见岛屿状正常皮肤）

图11-6-2　毛发红糠疹（儿童患者，毛囊角化性丘疹）

11-6-2

【诊断】

1. 常发生在头皮、面颈部、躯干、四肢伸侧及指趾节伸侧。

2. 典型皮疹为毛囊性角化丘疹，圆锥形，淡红至暗红色，可相互融合成黄红色斑片，上覆薄的鳞屑，边缘清楚。手指第1、第2指节背面的毛囊性丘疹有诊断意义。

3. 局部有不同程度的瘙痒、干燥及灼热感。

4. 头面部红斑鳞屑性损害似脂溢性皮炎；严重者皮损波及全身，呈红皮病表现，其间可见岛屿状正常皮肤，颇具特征性。

5. 可有掌跖角化过度。

6. 组织病理学检查可帮助诊断。

【治疗】

1. 局部用药　10%尿素软膏、5%水杨酸软膏、维A酸及糖皮质激素制剂。

2. 全身用药　可口服复合维生素、维A酸类药物。病情严重且其他治疗无效时，可口服甲氨蝶呤等免疫抑制药。

3. 物理治疗　UVB光疗或PUVA疗法对皮疹泛发者有一定疗效。

第七节　光泽苔藓

光泽苔藓（lichen nitidus）是一种原因不明的慢性炎症性皮肤病，以微小发亮的平顶丘疹为特征性损害。见图11-7-1。

【诊断】

1. 儿童或青年多见。

2. 常发生在阴茎、龟头、下腹部、胸部及上肢屈侧。

3. 皮疹为淡红或肤色粟粒大小丘疹，平顶，表面有光泽，界线清楚，群集而不融合。

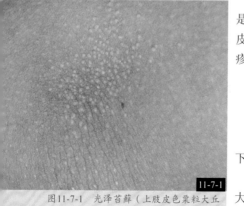

11-7-1

图11-7-1　光泽苔藓（上肢皮色粟粒大丘疹，平顶，表面有光泽）

4. 多无自觉症状。

5. 病程呈慢性，可自然消退。

6. 组织病理学检查可帮助诊断。

【治疗】

病情轻者无须治疗，必要时可外用5%水杨酸软膏或0.1%维A酸霜，口服维生素AD。

第八节　红皮病

红皮病（erythroderma）又称剥脱性皮炎，是一种以皮肤弥漫潮红、脱屑为特征的慢性炎症性皮肤病，累及全身大部分（90%以上）或全部皮肤。主要致病因素可归纳为4类：① 药物过敏；② 继发于

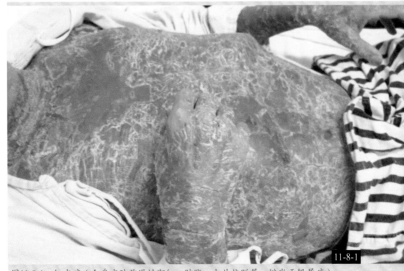

图11-8-1　红皮病（全身皮肤弥漫性潮红、肿胀、大片状脱屑。继发于银屑病）

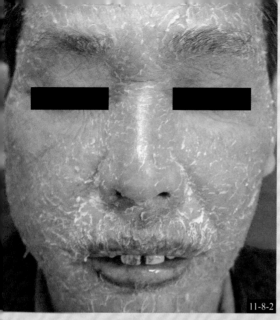

图11-8-2　红皮病（面部皮肤弥漫性潮红、糠皮样脱屑。丙戊酸钠引起的）

图11-8-3　红皮病（背部弥漫性潮红脱屑，间擦部位有渗出糜烂。原因不明）

11-8-2

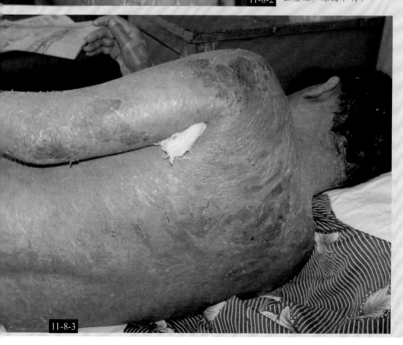

11-8-3

银屑病、湿疹、毛发红糠疹等炎症性皮肤病；③ 继发于恶性肿瘤；④ 原因不明。

【诊断】

1. 典型皮损为全身皮肤弥漫性潮红、肿胀、浸润、糠秕样脱屑，见图11-8-1～图11-8-3。急性期颜色鲜红、水肿、渗出，常伴有寒战、高热等全身症状。慢性期色暗红，以浸润、脱屑为主，可出现毛发脱落，甲板变形甚至甲脱落。多数患者伴有严重的皮肤瘙痒和浅表淋巴结肿大。

2. 重者可继发肺炎、贫血、心力衰竭及败血症等。

【治疗】

1. 病因明确者应及时去除或积极治疗原发疾病。

2. 局部用药　一般宜采用无刺激性安抚保护剂，可酌情选用振荡洗剂、单纯扑粉、单纯止痒霜或润肤霜等。

3. 全身用药　轻者选择抗组胺药物、钙剂，补充维生素C、B族维生素等。重症者应予以糖皮质激素，加强支持疗法，补充蛋白质、氨基酸，必要时输血，保持水、电解质平衡。

第十二章
结缔组织病

第一节 红斑狼疮

红斑狼疮（lupus erythematosus）是一个自身免疫性疾病谱，包括慢性皮肤型红斑狼疮、亚急性皮肤型红斑狼疮和系统性红斑狼疮等。

一、慢性皮肤型红斑狼疮
（chronic cutaneous lupus erythematosus）

慢性皮肤型红斑狼疮包括盘状红斑狼疮，病情较轻，很少侵及内脏，预后较好。见图2-3、图12-1-1 ～图12-1-5。

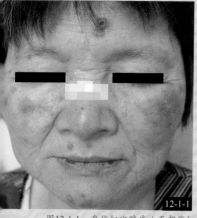
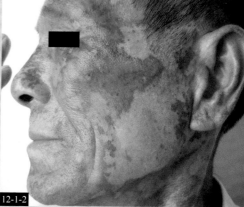

图12-1-1　盘状红斑狼疮（面部紫红色丘疹、斑块，表面有黏着性鳞屑）
图12-1-2　盘状红斑狼疮（面部红斑，伴表皮萎缩和色素减退，表面有鳞屑）

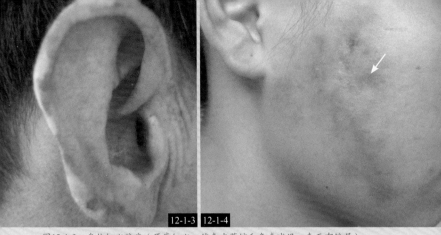

12-1-3　12-1-4

图12-1-3　盘状红斑狼疮（耳廓红斑，伴表皮萎缩和色素减退，表面有鳞屑）

图12-1-4　盘状红斑狼疮（右面部暗红色皮下结节，伴皮下脂肪萎缩，为狼疮性脂膜炎）

【诊断】

1. 皮损的六个类型

① 盘状红斑狼疮：皮损表现为境界清楚的紫红色丘疹、斑块，表面有黏着性鳞屑，剥下鳞屑可见扩张性毛囊口，鳞屑下面可见小棘状角质栓。陈旧性皮损可伴有萎缩，毛细血管扩张、色素沉着或色素减退。黏膜受累以下唇为主，为糜烂、结痂。好发于面部，尤其是两颊和鼻背，外耳、手背等曝光部位，有光敏感。

② 疣状(肥厚性)狼疮：皮损为非瘙痒性丘疹、结节样损害，显著高出皮面，表面可呈疣状，好发于面部。

③ 冻疮样狼疮：皮损像冻疮，分布于指尖、耳轮、小腿、足跟。多见于女性。常发生在面部的盘状红斑狼疮之后，有时可有系统累及。有报导可有

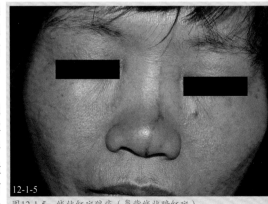

12-1-5

图12-1-5　线状红斑狼疮（鼻背线状暗红斑）

抗磷脂抗体阳性。用治疗红斑狼疮的药物治疗通常无效。

④ 狼疮性脂膜炎：又称深在性红斑狼疮(LEP)，皮损表现为深部皮下结节或斑块，一个或多个，坚硬。表面皮肤常为皮色或淡红色，或为典型盘状红斑狼疮。有的结节持续不变，而在其他部位发生新损害，有的逐渐扩大或与邻近结节融合成斑块。有的结节可吸收，皮面凹陷或坏死、溃疡，愈合后留萎缩性瘢痕。结节可发生于任何部位，常见于颊、臀、臂，其次为股、胸部。单侧或两侧分布。

⑤ 肿胀性红斑狼疮：皮损表现为椭圆形、表面光滑、边界清楚的浸润性红斑。好发于面部。

⑥ 线状红斑狼疮：皮损表现为带状或线状分布的暗红斑，其走向常与Blasehko线一致。好发于头面部、上肢。

2. 一般无全身症状，少数有低热、乏力、关节酸痛；局部可有不同程度的瘙痒或烧灼感。

3. 实验室检查　一般无明显异常，可有低滴度抗核抗体阳性。

4. 皮肤组织病理学检查和直接免疫荧光检查可帮助诊断。

【治疗】

1. 避免日晒，应注意休息，避免过度疲劳。

2. 局部疗法　外用糖皮质激素制剂；也可于皮损处注射糖皮质激素；钙调神经磷酸酶抑制药，如0.1%他克莫司和1%吡美莫司；怀疑恶变者应予手术切除。

3. 全身治疗　口服羟氯喹0.1 ～ 0.2g，每天2次，或沙利度胺50 ～ 100mg，每天2次。必要时可口服小剂量糖皮质激素。

二、亚急性皮肤型红斑狼疮
（subacute cutaneous lupus erythematosus，SCLE）

亚急性皮肤型红斑狼疮是介于慢性皮肤型红斑狼疮与系统性红斑狼疮的一种特殊的中间类型，主要以皮肤症状为主，较少累及内脏。见图12-1-6、图12-1-7。

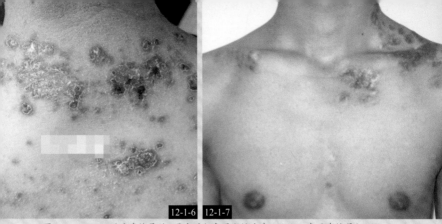

图12-1-6　SCLE（丘疹鳞屑型，背部暗红色浸润性丘疹、斑斑，表面有鳞屑）

图12-1-7　SCLE（环状红斑型，躯干上部环状不规则形红斑，边缘隆起，中央萎缩凹陷，表面有少许鳞屑）

【诊断】

1. 皮损有两型

① 丘疹鳞屑型：　初为小丘疹，逐渐扩大成浅表性斑块，覆有明显的鳞屑，似银屑病样，以躯干和四肢为主。

② 环状红斑型：　初起为水肿性丘疹，逐渐扩大成环状、多环状或不规则红斑，边缘隆起，表面平滑或覆有少许鳞屑，好发于面部，也可发生于躯干和四肢。

2. 全身症状　可伴轻度全身症状，如低热、关节酸痛、乏力等，也较常见光敏感，一般不累及重要脏器。

3. 多见于中青年女性。

【治疗】

1. 全身治疗　羟氯喹口服，0.1～0.2g，每天2次。沙利度胺，每天100～150mg，分2～3次口服，并注意避孕。全身症状明显者，每天可口服泼尼松20～30mg。

2. 局部治疗　外用遮光剂及中效糖皮质激素乳膏，如丁酸氢化可的松、糠酸莫米松。

三、系统性红斑狼疮

（systemic lupus erythematosus，SLE）

可累及全身结缔组织，包括皮肤和多个内脏器官。见图12-1-8、图12-1-9。

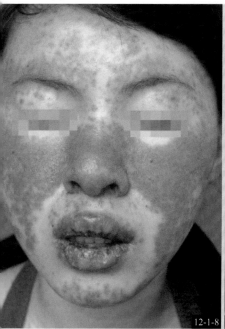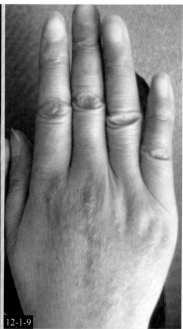

12-1-8　12-1-9

图12-1-8　SLE（面部蝶形红斑）
图12-1-9　SLE（手足指端及甲周红斑）

【诊断】

根据美国风湿病学会（ARA）修订的SLE分类标准（1997年），符合下列11项中的4项或4项以上者，可诊断SLE。① 颊部红斑；② 盘状红斑；③ 光过敏；④ 口腔溃疡；⑤ 关节炎；⑥浆膜炎（胸膜炎或心包炎）；⑦ 肾脏病变；⑧ 神经病变；⑨ 血液学异常；⑩ 免疫学异常：抗ds-DNA抗体阳性，或抗Sm抗体阳性，或抗磷脂抗体阳性（后者包括抗心磷脂抗体、或抗狼疮抗凝物、或至少持续6个月的梅毒血清试验假阳性中具备一项阳性）；⑪ 抗核抗体阳性。其敏感性和特异性均＞90%。

【治疗】

1. 治疗原则　以糖皮质激素全身治疗为主，积极防治并发症和伴发疾病。

2. 一般治疗　注意休息，避免日光照射，活动期应避孕。

3. 系统治疗

（1）糖皮质激素　是治疗SLE的首选药物。一般以皮肤关节病变为主的轻症患者，以泼尼松为例，每天20～40mg，有肾脏、心肺或中枢神经系统病变的重症患者每天60～100mg，病情控制后酌情缓慢减量至维持量。

（2）免疫抑制药　一般不单独使用，多用于激素无效或激素副作用大而不能使用较大剂量者。常用药物有环磷酰胺、硫唑嘌呤、霉酚酸酯（骁悉）等。

（3）其他药物　雷公藤多苷，每天40～60mg，分次口服。羟氯喹，每天0.2～0.4g，分2次口服。沙利度胺，每天100～150mg，分次口服。

（4）也可根据病情需要使用丙种球蛋白冲击疗法、血浆置换疗法、中医中药治疗等。

4. 外用药物　外用遮光剂及中效糖皮质激素乳膏，如丁酸氢化可的松、糠酸莫米松或钙调神经磷酸酶抑制药（如0.1%他克莫司、1%吡美莫司）。

第二节　皮肌炎

皮肌炎（dermatomyositis）为主要累及皮肤和（或）横纹肌的全身性自身免疫性疾病。也可伴有肺纤维化和心肌受累。部分患者与内脏恶性肿瘤有关。

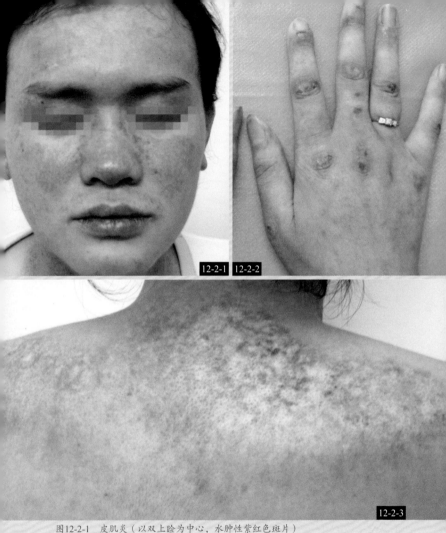

图12-2-1　皮肌炎（以双上睑为中心，水肿性紫红色斑片）

图12-2-2　皮肌炎（指关节背面散在扁平紫红色鳞屑性丘疹）

图12-2-3　皮肌炎（皮肤异色样改变）

【诊断】

① 皮肤损害：以眼睑为中心的眶周水肿性紫红色斑片和关节伸面Gottron征等。见图12-2-1 ～图12-2-3。

② 肌痛、肌无力：以四肢近端肌群、颈前屈肌受累为主。

③ 血清肌酶升高：包括磷酸肌酸激酶、乳酸脱氢酶、醛缩酶等。

④ 肌电图：为肌源性损害。

⑤ 肌肉活检：为肌炎表现。

皮肤表现加上其他3项以上可确诊皮肌炎；只有肌肉症状而无皮肤损害者为多发性肌炎。

【治疗】

1. 一般治疗　急性期卧床休息，避免日晒，加强营养。积极查找内脏肿瘤。

2. 全身治疗

① 糖皮质激素：是治疗皮肌炎的首选药，根据病情确定剂量。

② 免疫抑制药：可用硫唑嘌呤、甲氨蝶呤等。

③ 其他：可酌情使用雷公藤多苷、羟氯喹、沙利度胺等；有瘙痒者可加用抗组胺药。

第三节　硬皮病

硬皮病（scleroderma）是一种以皮肤和各系统胶原纤维进行性硬化为特征的结缔组织疾病。分为局限性硬皮病和系统性硬皮病两型。

一、局限性硬皮病（localized scleroderma）

局限性硬皮病亦称硬斑病（morphea），以局部皮肤硬化为特征。根据皮损的形态和分布，可称为点滴状硬皮病、斑状硬皮病和线状硬皮病。见图1-19、图12-3-1～图12-3-3。

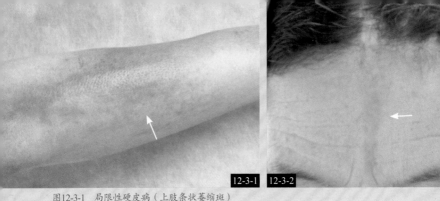

图12-3-1 局限性硬皮病（上肢条状萎缩斑）

图12-3-2 局限性硬皮病（额部刀砍状硬化萎缩斑，为线状硬皮病）

【诊断】

1. 好发部位为面、颈、腹部、背及四肢。

2. 皮损为境界清楚的斑块，水肿硬化，边缘有紫红晕，中央表现为象牙光泽或黄白色硬肿。陈旧性皮损出现萎缩、色素脱失、毛细血管扩张。

3. 组织病理学检查可协助诊断。

【治疗】

维生素E 100mg每天3次，口服。复春片（脉管炎丸）：每次6～8片，每天3次，口服，连用3个月为1个疗程。

局部外用糖皮质激素乳膏或积雪甙软膏。

二、系统性硬皮病（systemic scleroderma）

分为肢端型硬皮病和弥漫型硬皮病及CREST综合征。

【诊断】

1. 雷诺现象、肢端硬化　硬化的皮肤可累及前臂、面部、颈及上胸部皮肤。面部皮肤受累，表情缺失呈面具样改变。见图12-3-3。

2. 内脏损害表现　多发性关节痛或关节炎、吞咽困难、心悸、胸闷、蛋白尿等。

3. 影像学检查　食管硬化、肺纤维化。

4. 实验室检查　抗Scl-70抗体阳性、抗着丝点抗体阳性、抗核抗体阳性。

5. 组织病理学检查　可协助诊断。

【治疗】

1. 一般治疗　注意保暖，防止寒冷刺激，戒烟，避免使用含有麦角胺的药物、β受体阻滞药、肾上腺素等，以尽量减少雷诺现象的发生。给予高蛋白饮食，足量维生素，避免外伤，防止感染。

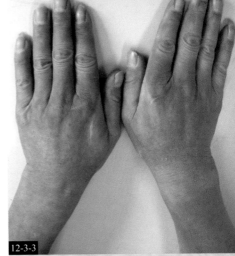

12-3-3

图12-3-3　系统性硬皮病（肢端红肿硬化，雷诺现象）

2. 药物治疗

（1）糖皮质激素　仅用于病情进展期伴有肌肉关节疼痛显著者，可用泼尼松20～40mg/d，连服数周，酌情逐渐减量为10～15mg/d。

（2）青霉胺　可试用于弥漫性硬皮病或发展迅速的肢端型硬皮病，主张小剂量使用，150mg隔日口服，连续使用。

（3）秋水仙碱　口服0.5～1.5mg/d，连服2～3个月为1个疗程。

（4）改善微循环的药物　硝苯地平（心痛定）5～10mg，每天3次，口服。胍乙啶10mg，每天3次，口服。阿司匹林肠溶缓释片50mg，每天1次，口服。双嘧达莫（潘生丁）50～100mg/d，口服。己酮可可碱400mg，每天3次，口服。

（5）中医中药　复春片（脉管炎片）、薄芝片、丹参注射液等。

第四节 混合结缔组织病

混合结缔组织病（mixed connective tissue disease，MCTD）是一种不能构成独立诊断的结缔组织病，临床具备红斑狼疮、多发性肌炎、硬皮病等混合表现，血中有高滴度的斑点型抗核抗体和抗核糖核核蛋白（nRNP）抗体。见图12-4-1、图12-4-2。

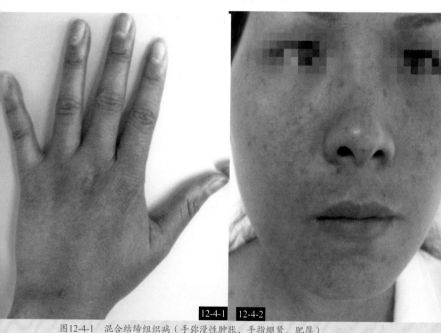

图12-4-1　混合结缔组织病（手弥漫性肿胀，手指绷紧、肥厚）
图12-4-2　混合结缔组织病（面颈部弥漫性肿胀、潮红）

【诊断】

1. 同时或先后具备红斑狼疮、多发性肌炎、硬皮病等的部分症状、体征，包括雷诺现象、手指弥漫性肿胀硬化或呈腊肠样、多发性关节炎或关节痛、四肢近端肌痛和肌无力浆膜炎等。

2. 实验室检查　血清高滴度抗nRNP抗体；斑点型抗核抗体阳性；抗Sm抗体一般阴性；高γ-球蛋白血症。

3. 不能独立诊断的红斑狼疮、多发性肌炎、硬皮病或其他结缔组织病。

【治疗】

1. 糖皮质激素　泼尼松15～30mg/d,口服。

2. 免疫抑制药　雷公藤多苷20mg，每天3次，口服。亦可酌情选用甲氨蝶呤、硫唑嘌呤、环孢素等。

3. 其他　非甾体消炎药（如布洛芬、萘普生）对轻度关节炎有效；羟氯喹对皮肤损害有效。

第十三章
大疱性皮肤病

第一节　天疱疮

天疱疮（pemphigus）是一组累及皮肤和黏膜的自身免疫性表皮内水疱的大疱性疾病，血清中存在抗桥粒成分的自身抗体。按临床表现可分为寻常型、增殖型、落叶型、红斑型四种经典类型。疱疹样天疱疮、IgA型天疱疮、副肿瘤天疱疮为特殊类型。见图13-1-1～图13-1-6。

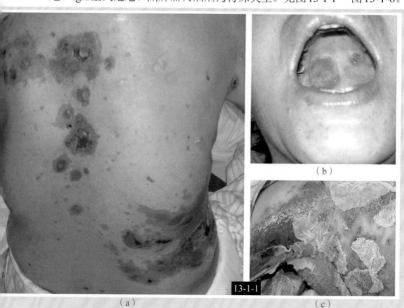

（a）　　　　　　　　　　　（b）

（c）

13-1-1

图13-1-1　寻常型天疱疮（松弛性大疱，尼氏征阳性，伴口腔溃疡）

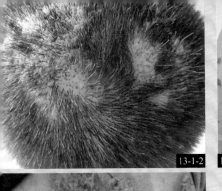

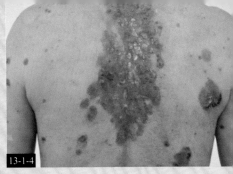

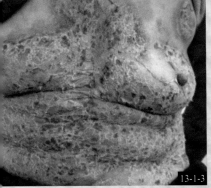

图13-1-2 增殖型天疱疮（头皮糜烂，疣状增生）

图13-1-3 落叶型天疱疮（落叶状的片状痂屑，痂屑下湿润）

图13-1-4 红斑型天疱疮（背部红斑，表面结痂，间有片状糜烂，无明显水疱）

图13-1-5 IgA型天疱疮（全身环形或多环红斑上发生松弛性水疱、脓疱或脓湖）

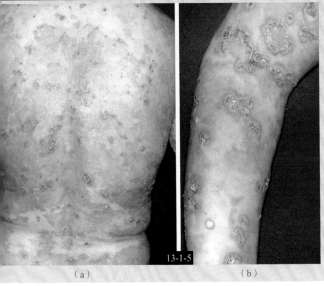

（a）　　　　　　　　　（b）

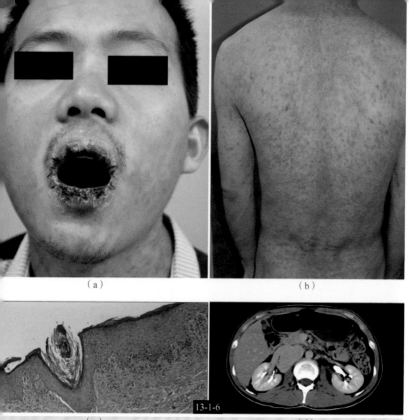

(a)　　　　　　　　　　　　　　　　　(b)

(c)　　　　　　　　　　　　　　　　　(d)

图13-1-6　副肿瘤天疱疮（口唇糜烂，全身多形红斑样皮损，皮肤病理示基底液化变性、表皮内裂隙，CT检查提示腹膜后肿物）

【诊断】

1. 泛发或散在的薄壁水疱、松弛性大疱，易破裂、结痂，尼氏征阳性。

2. 水疱基底涂片见天疱疮细胞。

3. 组织病理学检查为表皮内水疱，棘层松解。

4. 经典型天疱疮，免疫病理中见棘细胞间IgG和C3沉积，IgA型天疱疮则主要为浅棘层细胞间IgA沉积。血清中也可查到抗桥粒结构自身抗体。

【治疗】

1. **糖皮质激素** 根据病情选择剂量，起始剂量以泼尼松为参照，一般为1mg/（kg·d），必要时根据病情需要按照30%～50%的幅度递增剂量，直至控制病情，然后逐渐减少剂量。

2. **局部治疗** 清洁皮肤创面，可使用1：8000高锰酸钾溶液浸泡，外用新霉素油膏等，防止继发感染。保护口腔、眼部、外阴等黏膜，防治感染。

3. **并发症的治疗** 主要为使用大剂量激素引起的并发症，包括感染、糖尿病、高血压等。

4. **必要时配合应用免疫抑制药** 如硫唑嘌呤、环磷酰胺、霉酚酸酯及雷公藤多苷等，使用中要注意药物的不良反应。

5. **免疫球蛋白冲击疗法** 丙种球蛋白400mg/（kg·d），静脉滴注，3～5天为1个疗程。

6. 副肿瘤天疱疮的治疗主要针对原发肿瘤进行治疗。

第二节　类天疱疮

类天疱疮（pemphigoid）是一种以表皮下大疱为特征的自身免疫性疾病。血清中存在抗基底膜成分的自身抗体。依据临床表现不同可分为泛发性类天疱疮（大疱性类天疱疮）、局限性类天疱疮、小疱型类天疱疮、多形性类天疱疮、结节痒疹型类天疱疮及瘢痕性类天疱疮6个类型。见图13-2-1～图13-2-3。

【诊断】

1. 在正常皮肤或红斑基础上出现张力性水疱或大疱，尼氏征阴性。

2. 组织病理学检查为表皮下水疱，无棘层松解，浸润细胞以嗜酸性细胞为主。

3. 免疫病理学检查见基底膜带IgG、C3线状沉积。多数患者血清中可查到抗基底膜成分的自身抗体。

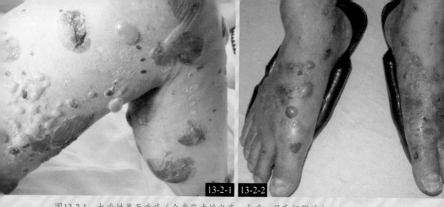

图13-2-1　大疱性类天疱疮（全身张力性水疱、大疱，尼氏征阴性）
图13-2-2　局限性类天疱疮（足背局部紧张性大疱）
图13-2-3　小疱性类天疱疮（水疱直径均小于1cm）

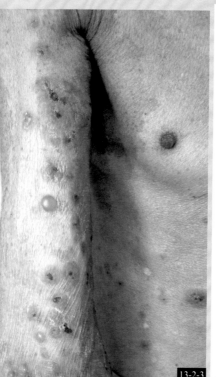

4. 盐裂试验显示IgG和C3线状沉积在基底膜带的表皮侧。

【治疗】

1. 糖皮质激素　根据病情选择剂量，起始剂量以泼尼松20～40 mg/d为宜，必要时根据病情调节剂量。

2. 免疫抑制药　必要时配合应用硫唑嘌呤、环磷酰胺、霉酚酸酯及雷公藤多苷等，注意药物的不良反应。

3. 其他药物　氨苯砜50mg，每天2次口服；米诺环素100mg，每天2次口服，合用烟酰胺0.5g，每天3次；磺胺吡啶也有效。

4. 对症处理。

5. 局部外用糖皮质激素及抗生素。

第三节
线状IgA大疱性皮肤病

　　线状IgA大疱性皮肤病（linear IgA bullous dermatosis）的临床表现和病理学表现与疱疹样皮炎相似，但直接免疫荧光显示基底膜有线状IgA沉积。分儿童型和成人型。见图13-3-1、图13-3-2。

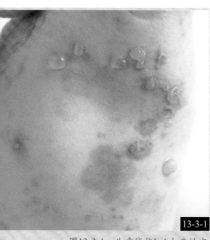

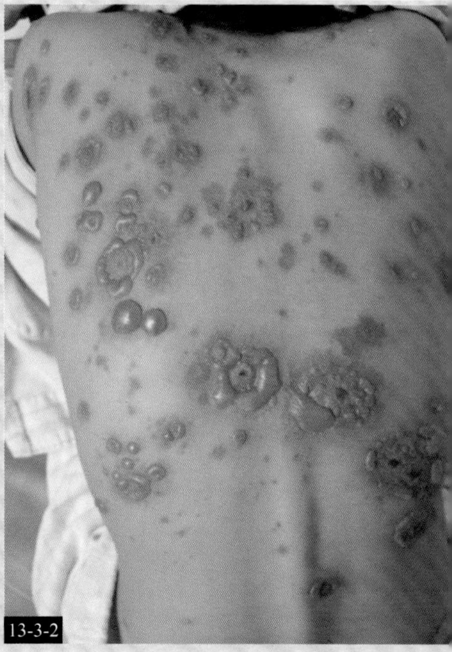

图13-3-1　儿童线状IgA大疱性皮肤病（正常皮肤或红斑上出现水疱，呈环状或弧形排列）

图13-3-2　成人线状IgA大疱性皮病（红斑基础上紧张性水疱和大疱，呈环状或弧形排列）

【诊断】

1. 成人或儿童发病，一般情况好，不伴谷胶敏感性肠病。

2. 皮损好发于躯干和四肢，在正常皮肤或红斑上出现张力性水疱、大疱，呈环状或弧形排列，皮疹可有多形性。

3. 自觉瘙痒。

4. 组织病理学检查为表皮下水疱，无棘层松解，浸润细胞以中性粒细胞为主。免疫病理学检查见基底膜带IgA线状沉积。

【治疗】

1. 氨苯砜为首选药物，成人剂量100～150mg/d，儿童酌情减量，病情缓解后减量维持。

2. 磺胺吡啶1.0～1.5g/d口服也有效。

3. 必要时使用糖皮质激素。

第四节 获得性大疱表皮松解症

获得性大疱表皮松解症（epidermolysis bullosa aquisita）是一种自身免疫性表皮下疱病，以摩擦或在外伤部位出现张力性水疱及血

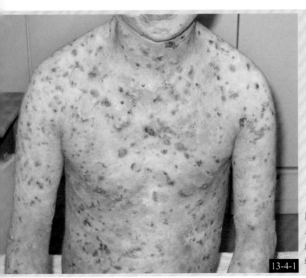

图13-4-1 获得性大疱表皮松解症（全身红斑、水疱、结痂及萎缩性瘢痕形成）

13-4-1

清内存在高滴度抗Ⅶ型胶原自身抗体为特征。见图13-4-1。

【诊断】

1. 好发于成年人，也可见于其他年龄层患者。

2. 在易摩擦或外伤部位出现张力性水疱和大疱，糜烂，愈后可留有萎缩性瘢痕及粟丘疹。

3. 组织病理学检查为表皮下水疱，无棘层松解，浸润细胞以嗜中性细胞为主。

4. 免疫病理学检查见基底膜带IgG线状沉积，也可见到IgA、IgM、C3。

【治疗】

1. 一般疗法包括 保护创面、积极预防和控制感染。

2. 首先应用糖皮质激素，联合或单独使用免疫抑制药如硫唑嘌呤、环孢素等，可酌情选用。

第五节 家族性良性天疱疮

家族性良性天疱疮（familial benign chronic pernphigus）又称Hailey-Hailey病，是一种常染色体显性遗传性大疱性疾病。水疱的形成机制可能是表皮细胞的连接结构合成缺陷造成棘层松懈，尼氏征阳性。见图13-5-1、图13-5-2。

【诊断】

1. 有家族史。

2. 在颈、腋、腹股沟及外阴部等间擦部位发生红斑、水疱，水疱溃破后糜烂结痂。

3. 病程呈慢性，反复发作，夏重冬轻。

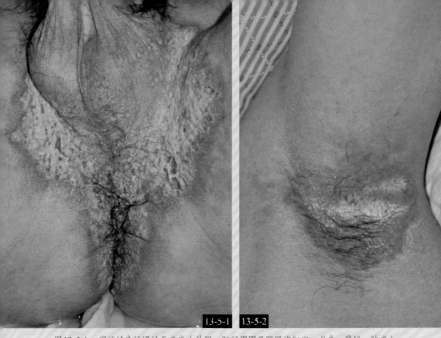

图13-5-1　家族性良性慢性天疱疮（外阴、肛门周围及腹股沟红斑、水疱、糜烂、结痂）
图13-5-2　家族性良性慢性天疱疮（腋下红斑、水疱、糜烂）

4. 组织病理学检查呈特征性表现。

【治疗】

1. 口服抗生素，如四环素或红霉素有效；氨苯砜成人剂量 100～150mg/d；皮疹广泛者可酌情使用糖皮质激素。

2. 局部给予1:8000高锰酸钾溶液湿敷，配合外用抗生素及糖皮质激素乳膏。

第六节　无菌性脓疱病

无菌性脓疱病是一组以脓疱表现为主，脓疱液细菌培养阴性的疾病，包括疱疹样脓疱病（impetigo herpetiformis）、连续性肢端皮炎（acrodermatitis continua）、角层下脓疱病（subcorneal pustular dermatosis）、

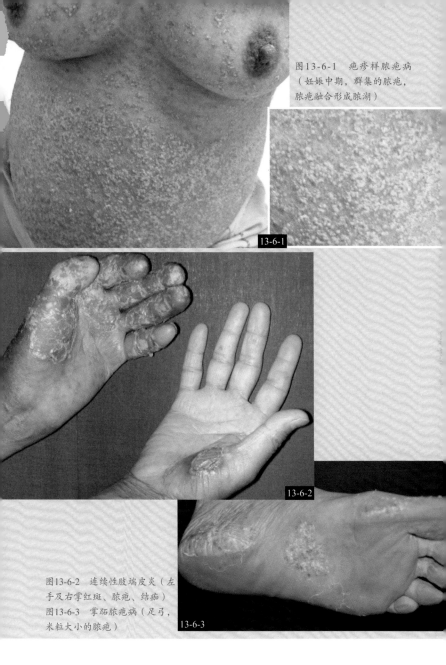

图13-6-1 疱疹样脓疱病
（妊娠中期，群集的脓疱，
脓疱融合形成脓湖）

13-6-1

13-6-2

图13-6-2 连续性肢端皮炎（左
手及右掌红斑、脓疱、结痂）
图13-6-3 掌跖脓疱病（足弓，
米粒大小的脓疱）

13-6-3

掌跖脓疱病（pustulosis Palmaris at plantaris）等。见图1-11、图13-6-1～图13-6-3。

【诊断】

1. 疱疹样脓疱病　见于妊娠期妇女。皮损为红斑基础上群集的脓疱，可融合形成片状脓湖。组织病理学检查为表皮内海绵状脓疱。

2. 连续性肢端皮炎　主要发生于肢端，常有外伤史，反复发生水疱、小脓疱，糜烂结痂，可伴有甲与指端变形与萎缩。组织病理学检查为表皮内海绵状脓疱伴慢性皮肤炎症。

3. 角层下脓疱病　多发生于躯干和四肢屈侧，皮损为针头至绿豆大小的脓疱，疱壁薄，易破溃、结痂、脱屑。组织病理学检查为角层下脓疱。

4. 掌跖脓疱病　局限于掌跖，皮损为红斑、脓疱及水疱、结痂、脱屑。组织病理学检查为表皮内单房性脓疱。

5. 脓疱液细菌培养　多呈阴性。

【治疗】

1. 抗生素　甲砜霉素、红霉素。

2. 糖皮质激素　根据病情酌情使用皮质激素。

3. 维A酸　对多数患者有效。

4. 其他药物　可酌情使用氨苯砜、甲氨蝶呤、秋水仙碱及雷公藤等。

5. 外用药物　糖皮质激素软膏。

注意：以上药物对胎儿都有一定影响，用于疱疹样脓疱病时要特别慎重。

第十四章
色素性皮肤病

第一节　白癜风

白癜风（vitiligo）是一种后天性皮肤、黏膜色素脱失性疾病。病因不明，可能与遗传、免疫、神经精神、代谢等因素有关。见图14-1-1～图14-1-8。

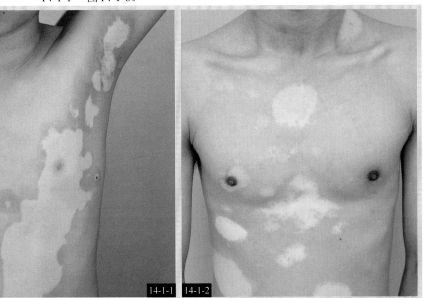

14-1-1　14-1-2

图14-1-1　白癜风（节段型，躯干单侧节段分布白斑）

图14-1-2　白癜风（非节段散发型，躯干散在多个大小不一的白斑）

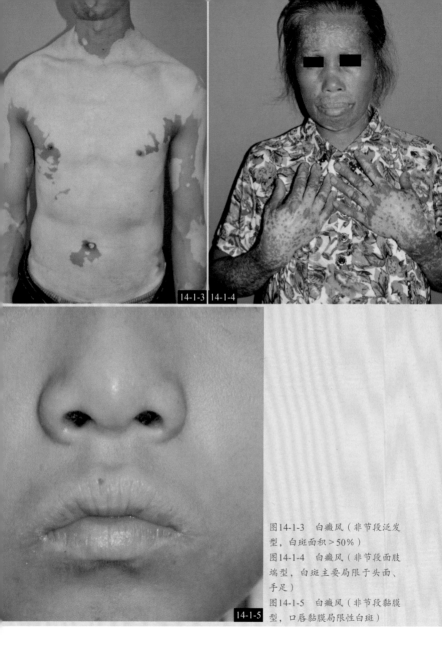

图14-1-3 白癜风（非节段泛发型，白斑面积＞50%）

图14-1-4 白癜风（非节段面肢端型，白斑主要局限于头面、手足）

图14-1-5 白癜风（非节段黏膜型，口唇黏膜局限性白斑）

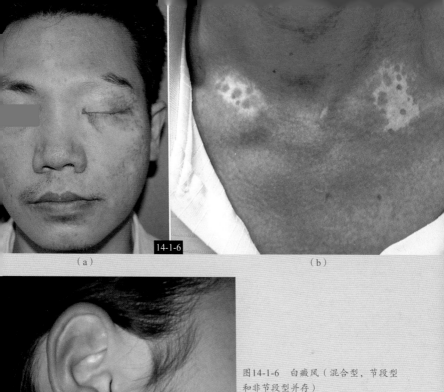

（a）　　　　　　　　　　　　　　（b）

图14-1-6　白癜风（混合型，节段型
和非节段型并存）
图14-1-7　白癜风（未定类型，指非
节段型分布的单片皮损，面积为1级）

【诊断】

1. 可发生于任何年龄，任何部位，男女不限。

2. 皮损为色素脱失性白斑，形态大小不一，皮损内毛发可变白
或无变化；无自觉症状。

3. 临床分为节段型、非节段型、混合型及未定类型，其中非节
段型可分为散发型、泛发型、面肢端型及黏膜型。

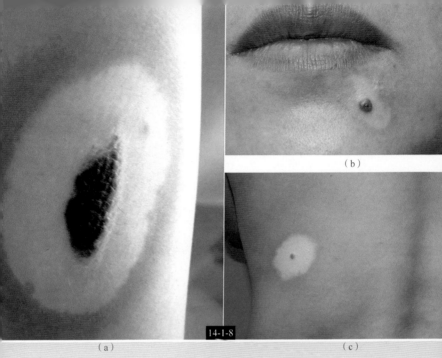

（a）　　　　　　　　　　　　　　　　　（b）

14-1-8

（c）

图14-1-8　晕痣（皮损中心有色素痣，周围环绕色素减退斑)

4. 根据病情活动与否分进展期和稳定期，进展期易发生同形反应，稳定期边缘可见色素沉着。

5. 晕痣是白癜风的特殊类型，皮损中心有色痣，周围环绕色素减退斑。

【治疗】

1. 需长期治疗，至少3个月以上。

2. 局部治疗　对局灶性或皮损较少者有效。可选用糖皮质激素、氮芥酊、免疫调节药（如他克莫司软膏）及准分子激光治疗等。对于稳定期白癜风可考虑自身表皮移植等外科方法。

3. 全身用药　进展期系统应用小剂量糖皮质激素，如泼尼松15mg/d，有效后逐渐递减，维持3～6个月。酌情使用一些免疫调节药，如左旋咪唑、胸腺素、匹多莫德等，补充B族维生素及微量元素铜、锌等。

第二节　黄褐斑

黄褐斑（Chloasma）俗称肝斑，表现为颜面部对称分布的色素沉着斑片，常见于中青年女性。见图14-2-1、图14-2-2。

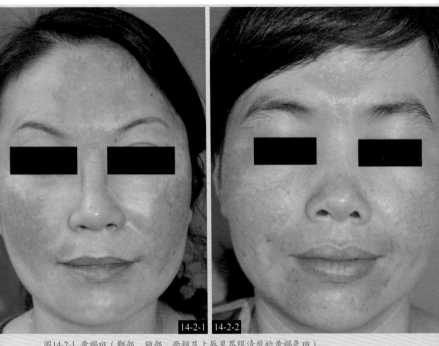

14-2-1　14-2-2

图14-2-1 黄褐斑（颧部、额部、两颊及上唇见界限清楚的黄褐色斑）
图14-2-2 黄褐斑（颊、额部见弥漫性的淡褐色斑）

【诊断】

1. 中青年女性。

2. 颜面部逐渐加重的淡褐色或深褐色斑，对称分布于双颧颊、鼻、上唇及额部，形状呈蝶形，边界清楚，无自觉症状。

3. 夏重冬轻。

4. 临床分为蝶形型、面上部型、面下部型、泛发型四型。

【治疗】

1. 去除一切诱因，包括日晒、药物等，调节睡眠、饮食。

2. 局部用药　适当使用遮光剂和脱色剂，如对氨基苯甲酸、3%～5%氢醌、2%～5%过氧化氢等。

3. 全身用药　氨甲环酸片0.25g，每天2次，口服，有较好疗效。可给予大量维生素C口服，每天1～3g，或维生素C 3g与谷胱甘肽静注有一定疗效。

4. 也可用低能量、大光斑的调Q激光及非剥脱性点阵激光治疗，起效较快，副作用轻微，但仍易复发。

第三节　雀斑

雀斑（freckles）是发生于日晒部位尤其是颜面部的黄褐色斑点，可能与常染色体显性遗传有关。见图14-3-1。

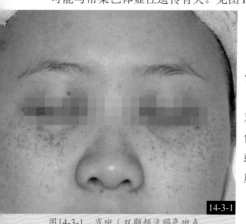

14-3-1

图14-3-1　雀斑（双颧颊淡褐色斑点，境界清楚）

【诊断】

1. 幼年发病，女性多见，常有家族史。

2. 发生在日晒部位尤其是双颧颊、鼻背的淡褐色或黑褐色的斑点，芝麻粒大小，圆形或卵圆形，境界清楚。日晒后皮损颜色加深。

【治疗】

1. 减少或避免日晒，使用

防晒剂。

2. 可用液氮冷冻、调Q激光或光子治疗，但易复发。

第四节　皮肤黑变病

皮肤黑变病（melanosis）是一组以好发于颜面等暴露部位的弥漫性色素沉着为特征的皮肤病，包括里尔（Riehl）黑变病、职业性黑变病、摩擦性黑变病、西瓦特皮肤异色病（Civatte异色性黑变病）。见图14-4-1～图14-4-4。

【诊断】

1. 多发于暴露部位，如面、颈，其次是前胸、上肢。

2. 病程呈慢性、进行性发展。

3. 灰褐色或黑褐色网状或点状斑片。

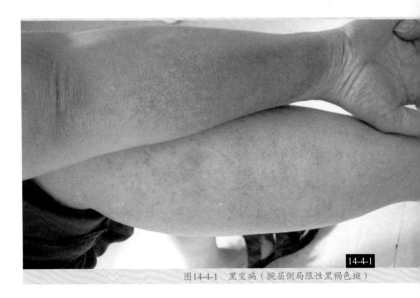

14-4-1

图14-4-1　黑变病（腕屈侧局限性黑褐色斑）

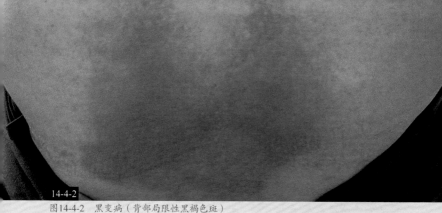
14-4-2

图14-4-2　黑变病（背部局限性黑褐色斑）

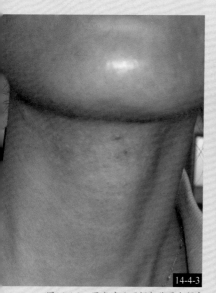
14-4-3

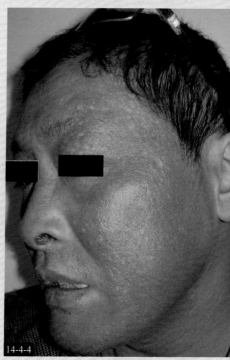
14-4-4

图14-4-3　黑变病（下颌部弥漫灰褐色斑）
图14-4-4　黑变病（颜面、颈部网状或点状黑褐色斑，伴毛细血管扩张）

【治疗】

1. 积极寻找并去除各种诱因，避免暴晒和接触光敏物质，改变职业环境。

2. 局部和全身用药同黄褐斑。

第五节　咖啡牛奶色斑

咖啡牛奶色斑（café-au-lait spots）是一种边缘规则的色素沉着斑，多发性咖啡牛奶色斑常与神经纤维瘤病伴发。见图14-5-1、图14-5-2。

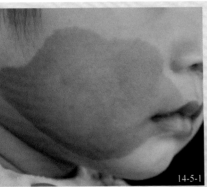

图14-5-1　咖啡斑（右颊部单发淡褐色斑，边缘规则）

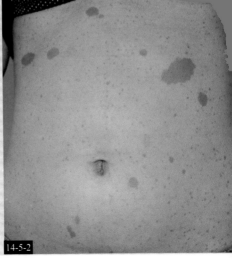

图14-5-2　咖啡斑（背部多数大小不一褐色斑，边缘规则，为神经纤维瘤样皮肤改变）

【诊断】

1. 幼年期发病，随年龄增大增多。

2. 皮损为淡褐色斑，边缘规则，形状不一。

3. 6个以上直径大于1.5cm的咖啡牛奶色斑，常伴发神经纤维瘤病、结节性硬化病及奥尔布赖特（Albrihgt）综合征。

【治疗】

调Q激光治疗，部分有效。

第六节　颧部褐青色痣

本病为位于双颧部的色素性斑点。见图14-6-1、图14-6-2。

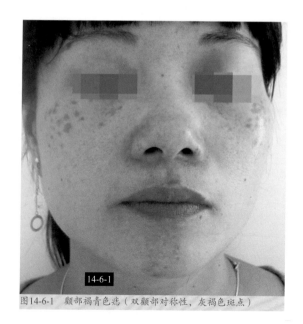

14-6-1

图14-6-1　颧部褐青色痣（双颧部对称性，灰褐色斑点）

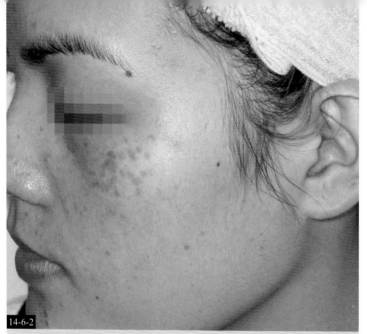

图14-6-2　颧部褐青色痣（颧部群集点状褐色斑点）

【诊断】

1. 女性多见。一般10岁以后发生，可有家族史。

2. 一般位于双颧，可波及双颞及额部，但不累及眼及上腭。

3. 为散在1～3mm斑点，两侧对称，灰蓝或灰褐色。

【治疗】

可采用调Q激光治疗。

第七节　太田痣

太田痣（nevue of Ota）又名眼上腭青色痣，是一种波及单侧三叉神经分布区域的蓝黑色或灰褐色色素沉着斑。见图14-7-1、图14-7-2。

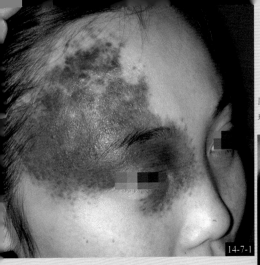

图14-7-1　太田痣（右颜面蓝黑色斑片）

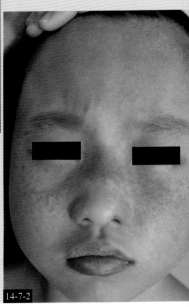

图14-7-2　太田痣（额、双侧面颊、颞部蓝黑色斑）

【诊断】

1. 女性多见，60%患者出生时即有皮损，余者大多数在10～20岁出现。

2. 本病发生于颜面一侧上下眼睑、颧部及颞部，少数可见双侧分布。

3. 皮损通常为褐、青灰、蓝、黑或紫色斑片，斑片中偶有结节。受累侧常有巩膜的蓝色斑点，上腭及颊黏膜也可受累。

【治疗】

首选调Q激光治疗。

第十五章
血管性皮肤病

第一节 过敏性紫癜

过敏性紫癜（anaphylactoid purpura）是一组各种致敏原参与累及皮肤或其他器官的毛细血管及细小血管的白细胞碎裂性血管炎。多发生于儿童和青少年。临床表现为非血小板减少性紫癜，可伴腹痛、关节症状、胃肠道出血和肾脏病变。见图15-1-1、图15-1-2。

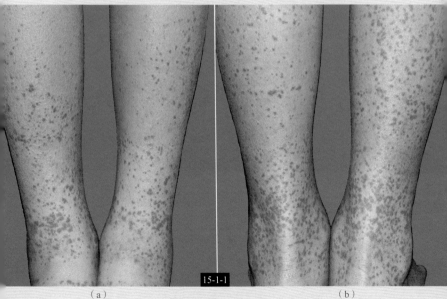

15-1-1

（a） （b）

图15-1-1 过敏性紫癜（双小腿可触性瘀点、瘀斑）

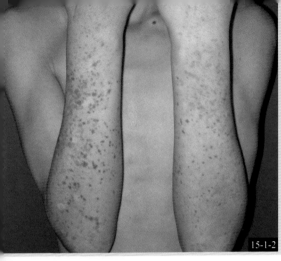

图15-1-2 过敏性紫癜（双上肢可触性瘀点、瘀斑）

【诊断】

1. 多发生于儿童和青少年。

2. 发病前常有上呼吸道感染史或摄入药物、特殊食物等病史。

3. 皮损好发于下肢，重者累及上肢、躯干，为对称分布的瘀点、瘀斑或红斑、斑丘疹、水疱、风团等损害。

4. 根据临床表现可分为单纯型、关节型、腹型、肾型等类型。

5. 可反复发作。

6. 组织病理学检查示真皮浅层毛细血管和细小血管白细胞碎裂性血管炎。

7. 血小板、出血时间、凝血时间正常；肾型紫癜表现为血尿、蛋白尿、管型；腹型紫癜可有粪便潜血试验阳性。

【治疗】

1. 寻找并去除病因、注意休息，避免服用可疑药物及食物。

2. 单纯型紫癜可用抗组胺及降低血管通透性药物，早期有效抗感染治疗。

3. 关节型紫癜可用非甾体消炎药及氨苯砜；肾型、腹型紫癜除对症治疗外，可酌情应用糖皮质激素及免疫抑制药。

第二节　变应性皮肤血管炎

变应性皮肤血管炎（allergic cutaneous vasculitis）是一种以皮肤损害为主的由Ⅲ型变态反应介导的皮肤毛细血管及小血管的白细胞碎裂性血管炎。病因复杂，感染、药物、异种蛋白等都可引起本病。见图15-2-1、图15-2-2。

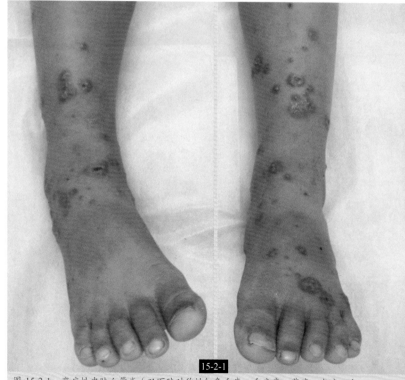

15-2-1

图 15-2-1　变应性皮肤血管炎（双下肢对称性红色丘疹、丘疱疹、紫癜、水疱、血疱、坏死、溃疡等）

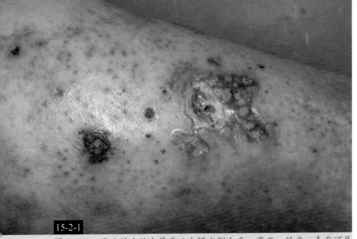

15-2-1

图15-2-2 变应性皮肤血管炎（小腿内侧血疱、溃疡、结痂，表面可见脓性分泌物，外侧溃疡为皮肤活检同形反应所致）

【诊断】

1. 皮疹好发于下肢。

2. 表现为对称性、多形性损害，如红斑、丘疹、紫癜性斑丘疹、血疱、结节、坏死、溃疡等。

3. 自觉瘙痒、烧灼感等；可伴有发热、不适、关节痛等症状。

4. 病程呈慢性，常反复发作。

5. 实验室检查示白细胞数升高，肾脏损害会有血尿、蛋白尿、管型。

6. 组织病理学检查表现为真皮浅层毛细血管及小血管的白细胞碎裂性血管炎。

【治疗】

1. 寻找病因，去除或停用可疑的致敏药或食物，治疗感染灶或潜在的疾病。

2. 一般可选用非甾体消炎药、抗组胺药、秋水仙碱、羟氯喹等，皮疹广泛且发作频繁的患者可予氨苯砜、雷公藤多苷、沙利度胺等治疗。

3. 有系统损害或皮肤损害严重者用糖皮质激素治疗，如泼尼松30～60mg/d，病情控制后逐渐减量；也可选用免疫抑制药。

第三节 结节性血管炎

结节性血管炎（nodular vasculitis）是一种主要累及中青年女性，好发于小腿后外侧的疼痛性结节和斑块。Lever等认为本病为硬红斑的早期或轻型。见图15-3-1、图15-3-2。

【诊断】

1. 好发于中青年女性。

2. 皮肤损害主要见于小腿后外侧，常不对称。表现为大小不等的疼痛性皮下结节和斑块。可发生溃疡，2～4周后可消退或遗留纤维性结节。

3. 病程呈慢性，常反复发作。

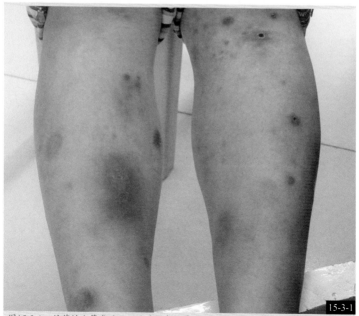

15-3-1

图15-3-1 结节性血管炎（双下肢暗红色结节、斑块，部分表面溃疡，有瘢痕形成）

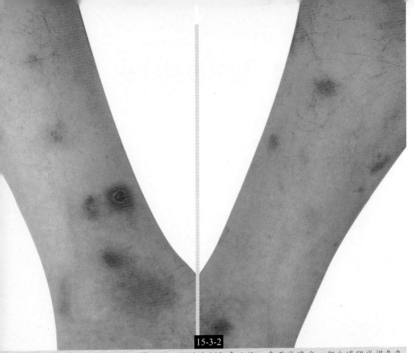

图15-3-2　结节性血管炎（双下肢内侧红色斑块，表面浅溃疡，部分遗留浅褐色色素沉着）

【治疗】

1. 消除致病因素，如感染、寒冷、淋巴管阻塞、免疫功能紊乱等，由结核引起者应抗结核治疗，需用药数月。

2. 均可选用碘化钾、秋水仙碱、抗疟药、非甾体消炎药、糖皮质激素等。

3. 局部外用肝素钠软膏，也可用氦氖激光局部照射。

第四节　色素性紫癜性皮肤病

色素性紫癜性皮肤病（pigmented purpuric dermatosis）是一组以紫癜、色素沉着为特点的皮肤病。包括进行性色素性紫癜性皮肤病、

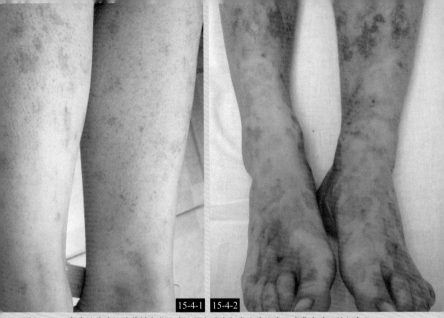

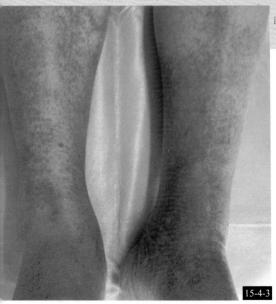

图15-4-1　色素性紫癜性苔藓样皮炎（片状针尖至米粒大小出血点，密集成片，棕红色）

图15-4-2　毛细血管扩张性环状紫癜（双小腿及足淡褐色斑，新发皮损呈环形，伴有毛细血管扩张）

图15-4-3　色素性紫癜性苔藓样皮炎
（小腿对称性紫癜及色素沉着）

毛细血管扩张性环状紫癜及色素性紫癜性苔藓样皮炎。此三病关系密切，临床形态和组织病理均相类似。见图15-4-1～图15-4-3。

【诊断】

三种疾病的共同特点　均好发于下肢，尤以小腿多见，对称发生。皮损表现为针尖至米粒大小出血点，密集成片。棕色或褐色色素沉着。一般无自觉症状，病程慢性。

（1）进行性色素性紫癜性皮肤病　以成年男性多见，本病新发皮疹为辣椒粉样瘀点，陈旧皮疹转为淡棕褐色，消退后遗留色素沉着。

（2）毛细血管扩张性环状紫癜　以青年人多见，皮损呈环形，有毛细血管扩张。

（3）色素性紫癜性苔藓样皮炎　好发于40～60岁男性，对称发生于小腿，亦可发生于大腿及躯干下部。本病除有紫癜及色素沉着外，还有苔藓样丘疹、斑片损害，表面有鳞屑，伴有不同程度的瘙痒。

【治疗】

1. 局部治疗　外用糖皮质激素类制剂。

2. 全身治疗　无特殊疗法，可口服维生素C、维生素K、抗组胺药和复方芦丁片等。

第五节　荨麻疹性血管炎

荨麻疹性血管炎（urticarial vasculitis）是一种血管炎亚型，临床表现为荨麻疹损害和坏死性血管炎，毛细血管后小静脉内免疫复合物沉积是其病因。见图15-5-1～图15-5-3。

【诊断】

1. 皮疹为风团样损害，可持续24～72h，甚至数天不退，风团有浸润感，消退后会有色素沉着、鳞屑；皮损有烧灼感和疼痛，而瘙痒较轻。可伴关节、消化道、肾脏等多系统损害。

2. 组织病理学检查为白细胞碎裂性血管炎。实验室检查可有低

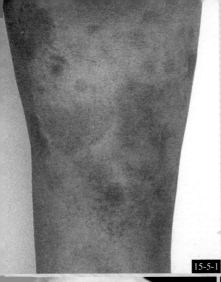

图15-5-1 荨麻疹性血管炎（泛发性风团样损害，风团有浸润感，消退遗留色素沉着）

图15-5-2 荨麻疹性血管炎（背部大片红斑、风团，有浸润感）

图15-5-3 荨麻疹性血管炎（胸腹部大片红斑、风团，有浸润感）

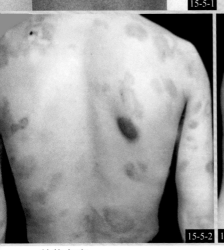 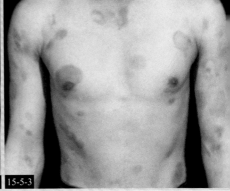

补体血症。

【治疗】

1. 查找可能的病因，治疗相关疾病，如药物、感染、结缔组织病、低补体血症、肝炎、莱姆病和传染性单核细胞增多症等。

2. 早期及时应用糖皮质激素，以预防肾损害等全身合并症。用氨苯砜治疗有效。

第十六章
遗传性皮肤病

第一节　鱼鳞病

　　鱼鳞病（ichthyosis）是一种以皮肤干燥、伴有鱼鳞状鳞屑为特征的遗传性角化障碍性皮肤病。临床有多种分型。它也可以是一些综合征的伴随症状。包括寻常性鱼鳞病（常染色体显性遗传和性联遗传）、先天性鱼鳞病样红皮病（显性遗传和隐性遗传）、板层状鱼鳞病等。见图16-1-1～图16-1-5。

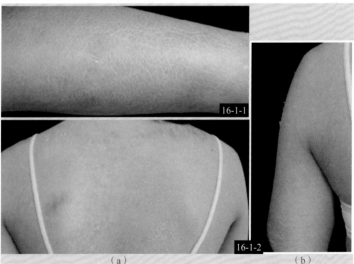

（a）　　　　　　　　　　　　　　　　　　　（b）

图16-1-1　常染色体显性遗传寻常性鱼鳞病（小腿皮肤粗糙、干燥，有白色细小鳞屑，呈菱形或多角形）

图16-1-2　常染色体显性遗传寻常性鱼鳞病（上肢、肩背部皮肤潮红、干燥、脱屑）

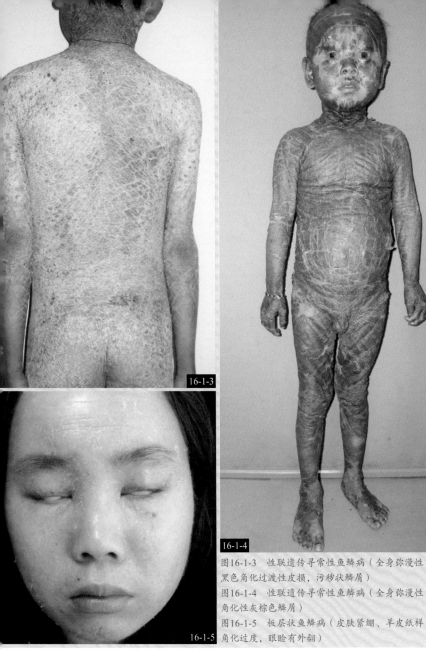

图16-1-3 性联遗传寻常性鱼鳞病（全身弥漫性黑色角化过渡性皮损，污秽状鳞屑）

图16-1-4 性联遗传寻常性鱼鳞病（全身弥漫性角化性灰棕色鳞屑）

图16-1-5 板层状鱼鳞病（皮肤紧绷、羊皮纸样角化过度，眼睑有外翻）

【诊断】

1. 有家族史，且有一定的遗传规律。

2. 常染色体显性遗传寻常性鱼鳞病常在1～4岁发病，四肢伸面皮肤干燥，菱形或多角形鳞屑；性联遗传寻常性鱼鳞病常在男性1岁之前发病，鳞屑厚且大、棕黑色，可伴有骨骼异常、精神抑郁和性功能减退。显性遗传先天性鱼鳞病样红皮病，出生时即有，基本损害是皮肤红斑伴松弛水疱及鳞屑，现称表皮松解型角化过度鱼鳞病。板层状鱼鳞病为非大疱性先天性鱼鳞病样红皮病，在弥漫性红斑基础上有灰棕色多角形中央黏着而边缘游离的鳞屑。

3. 组织病理学检查对诊断有帮助。

【治疗】

1. 局部用药

① 润肤剂或保湿剂是本病治疗的基础，可用鱼肝油软膏、复方甘油、维生素E软膏等。

② 角质剥脱剂与维A酸制剂是二线治疗药物，可用10%乳酸铵软膏、10%～15%尿素霜或软膏，3%～5%水杨酸软膏、40%丙二醇水溶液、40%～60%丙二醇霜、0.1%维A酸霜或软膏、30%鱼肝油软膏、他扎罗汀、阿达帕林等。

③ 其他，如卡泊三醇软膏、他克莫司软膏、凡士林、矿物油等。

2. 全身用药 口服维A酸类药物是治疗本病最有效的方法，如口服异维A酸10mg/d，阿维A 30mg/d。

第二节 毛发角化病

毛发角化病（keratosis pilaris）是一种以针头大小的毛囊性丘疹伴角栓为特征的常染色体显性遗传角化性皮肤病。见图16-2-1～见图16-2-3。

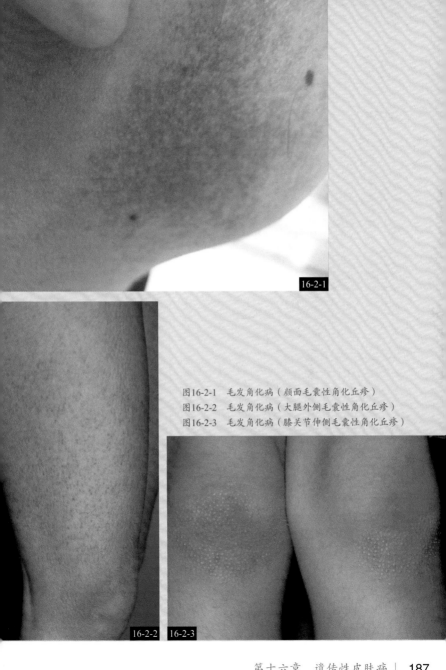

图16-2-1　毛发角化病（颜面毛囊性角化丘疹）
图16-2-2　毛发角化病（大腿外侧毛囊性角化丘疹）
图16-2-3　毛发角化病（膝关节伸侧毛囊性角化丘疹）

【诊断】

1. 好发于青少年四肢伸侧及颜面部。

2. 基本皮损为针头大小的毛囊性丘疹，不融合，顶端有角质小栓，呈淡褐色，内含卷曲的毛发，剥去角质栓后出现一个微小的凹窝，但很快角质栓又形成。

3. 一般无自觉症状，不影响全身健康。

【治疗】

1. 本病有自限性，一般无需治疗。

2. 局部用药

① 外用角质溶解剂或角质软化剂可减轻症状，如乳酸、12%乳酸铵洗剂、20%尿素霜加2%～3%水杨酸或6%水杨酸丙二醇、0.05%～0.1%维A酸软膏、0.025%维A酸霜剂、0.01%维A酸凝胶等。

② 具有摩擦性的聚酯海绵有助于去除毛囊角栓。

3. 全身用药　病情严重者可口服维生素E、维A酸等；伴有瘙痒者可口服抗组胺药。

第三节　汗孔角化症

汗孔角化症（porokeratosis）是一种慢性遗传性角化病。除了遗传外，免疫抑制、紫外线、外伤也可激发。有癌变倾向。见图16-3-1～图16-3-5。

【诊断】

1. 基本损害为缓慢向四周扩展的棕色角化丘疹，逐渐为环状、斑块状、地图状、边缘为角化性隆起，中央平坦，隆起的边缘有线状沟槽及由沟槽伸出的细棘。

2. 根据临床特点可分为斑块型、线性、播散性表浅性光化性、点状、掌跖泛发性等类型。

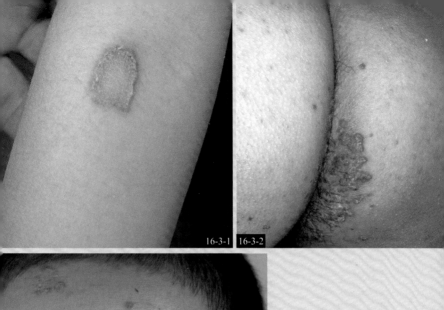
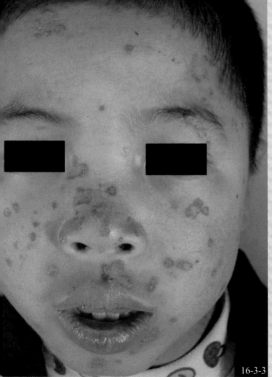

图16-3-1　斑块型汗孔角化症
（右前臂角化性斑块，环状，表
面有鳞屑）

图16-3-2　线性汗孔角化症（股
臀沟角化性斑丘疹、斑块，排列
呈线状）

图16-3-3　播散性表浅性汗孔角化
症（面部环状角化性丘疹）

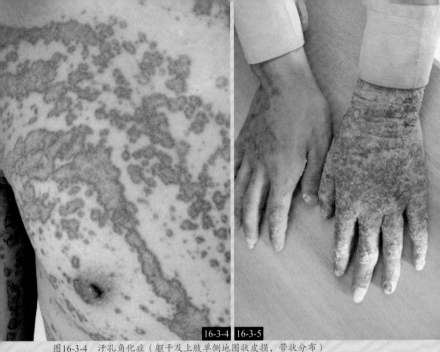

图16-3-4　汗孔角化症（躯干及上肢单侧地图状皮损，带状分布）
图16-3-5　汗孔角化症继发鳞癌（手部角化斑块基础上有增生、糜烂，为鳞癌）

3. 组织病理学检查有特征性改变。

【治疗】

目前无有效治疗方法，只能对症处理。但因有癌变可能需定期随访，疑有癌变时应及时切除。注意避光，浅表皮损局部可外用氟尿嘧啶软膏或维A酸霜、卡泊三醇。全身可口服维A酸或羟氯喹，但必须注意副作用。

第四节　掌跖角化病

掌跖角化病（palmoplantar keratoderma）是一组以手掌和足跖部弥漫性或局限性角化过度为特点的慢性皮肤病。大多为遗传性，分为显性性联和隐性遗传。也可以是其他皮肤病（如银屑病、毛发红糠疹等）的表现之一（症状性掌跖角化病）。该病是一个大的临床谱系，种类繁多，因临床特点、遗传方式等不同，形成了诸多综合征。见图16-4-1、图16-4-2。

【诊断】

1. 皮损对称分布于两手掌、足跖部，为黄白色、黄色、棕色或黑色半透明状的角化性斑块，边界清楚。根据皮损分布形态可分为

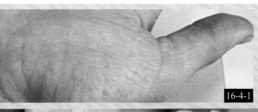

16-4-1

图16-4-1　掌跖角化病（大鱼际点状蜡黄色角化斑点）

图16-4-2　掌跖角化病（双足底对称性黄色半透明角化性斑块，边界清楚）

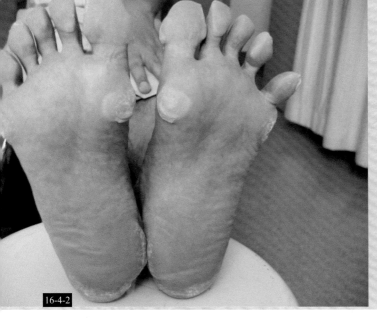

16-4-2

弥漫性、斑点状、条纹状掌跖角化症。

2. 有家族史。

3. 伴手足多汗，甲板增厚、浑浊、弯曲或有嵴。

【治疗】

1. 局部用药　温盐水浸泡，用刀削去增厚的角化层，外用角质软化剂，如30%尿素脂、10%～20%水杨酸软膏、硫磺煤焦油软膏、乳酸霜、0.25%蒽林软膏、0.1%维A酸软膏等，也可用封包治疗；糖皮质激素软膏或霜剂也有效。

2. 全身用药　以维生素A及维A酸类药物为主，如异维A酸、阿维A、阿维A酯等。

3. 其他　顽固病例也可用浅层X线照射、PUVA治疗等。

第五节　大疱性表皮松解症

大疱性表皮松解症（epidermolysis bullosa，EB）是一组以皮肤和黏膜水疱为特征的遗传性皮肤病。可分为单纯型、隐性遗传营养不良型和显性营养不良型3型。见图16-5-1～图16-5-4。

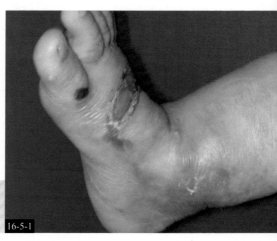

图16-5-1　单纯型大疱性表皮松解症（自幼发病，摩擦或外伤部位出现大疱）

16-5-1

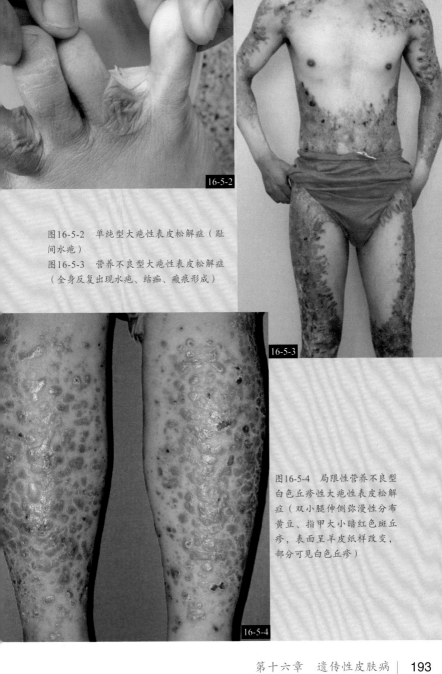

图16-5-2　单纯型大疱性表皮松解症（趾间水疱）

图16-5-3　营养不良型大疱性表皮松解症（全身反复出现水疱、结痂、瘢痕形成）

图16-5-4　局限性营养不良型白色丘疹性大疱性表皮松解症（双小腿伸侧弥漫性分布黄豆、指甲大小暗红色斑丘疹，表面呈羊皮纸样改变，部分可见白色丘疹）

【诊断】

1. 出生时即发病或出生后1年内发病。常有家族史。

2. 基本皮损是皮肤受到轻微摩擦或碰撞后即出现紧张性大疱、水疱及血疱，尼氏征阴性。

3. 好发于四肢关节伸侧及肢端，严重者可泛发全身。

4. 除单纯型外，皮损愈合后可形成萎缩性瘢痕或粟丘疹；肢端反复发作者可见指甲脱落。

5. 组织病理学检查主要表现为表皮下大疱或裂隙，少数可表现为表皮内疱，不同分型还有相应的特点。

6. 免疫组化及透射电镜对诊断有帮助。

【治疗】

1. **本病无特殊疗法**　各型EB的治疗原则为预防创伤、大疱的减压、支持治疗及防治感染。

2. 局部治疗

① 长期外用无菌纱布、非粘连性合成辅料以保护皮肤，防止摩擦和压迫。

② 局部应用广谱抗生素以防治感染。

③ 外用重组生长因子可促进伤口愈合。

3. 全身治疗

① 可口服维生素E（100mg，每天3次），苯妥英钠（100mg，每天3次）。

② 病情严重者，营养支持是治疗的关键；病情危及生命者，可应用糖皮质激素治疗。

第六节　神经纤维瘤病

神经纤维瘤病（neurofibromatosis）是一种以色素斑和多发性神经纤维瘤为特征的遗传性全身性神经外胚叶异常性疾病。见图16-6-1、图16-6-2。

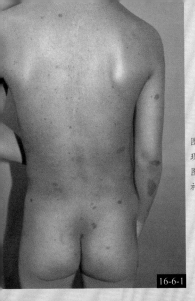

图16-6-1　神经纤维瘤病（出生即有，初起表现为多发性咖啡斑）

图16-6-2　神经纤维瘤病（头面、背部多发性神经纤维瘤与咖啡斑）

16-6-1

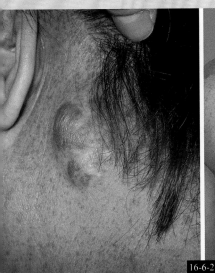

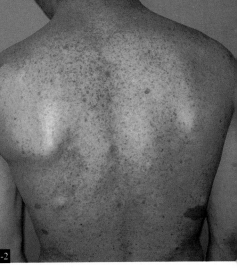

16-6-2

【诊断】

1. 皮肤色素斑　咖啡斑数量在5个以上，青春期前皮损最大直径＞5mm、青春期后＞15mm，可拟诊为本病；腋窝或腹股沟的雀斑也具有诊断意义。

2. **神经纤维瘤** 多发生于少年；主要分布于躯干；数个至上千个；呈圆锥形、半球形有蒂或无蒂的肿瘤，肉色、粉红或紫红色，表面平坦或突出皮面，直径数毫米至数厘米或更大，质地柔软如疝样，用指尖可将瘤顶压入皮内，放手后又恢复原状。丛状型的神经纤维瘤表现为沿周围神经群集的不规则的串珠状肿块，可有疼痛或瘙痒，偶可恶变。

3. **皮肤外损害** 中枢神经病变：智力减退、癫痫、颅内肿瘤。骨骼损害：蝶骨翼发育不全，长骨变薄（伴有或不伴有假关节），脊柱后突或侧突，胫骨弓形，头颅巨大、矮身材。眼病变：虹膜错构瘤（Lisch 小结）、青光眼、视神经萎缩等。口腔损害：发生于上腭、颊黏膜、舌和唇部的乳头状瘤，或为单侧性巨舌。内分泌异常：肢端肥大症、性早熟或延迟、嗜铬细胞瘤、甲状旁腺功能亢进症等。

【治疗】

本病无特殊疗法。处理措施包括遗传咨询、随访和对症治疗。

1. 严重者可手术切除。面部皮损可用磨削术治疗。

2. 可用手术切除、皮肤磨削及激光除咖啡斑。

第七节　结节性硬化症

结节性硬化症（tuberous sclerosis）是一种以多器官错构瘤和组织构成缺陷为特点的常染色体显性遗传性神经皮肤综合征。见图 16-7-1～图 16-7-4。

【诊断】

1. **皮肤病变** 是临床诊断结节性硬化症的重要线索和依据，有以下 5 种具有特征性的皮损：① 面部血管纤维瘤；② 甲周纤维瘤；③ 鲨革样皮疹；④ 纤维瘤样斑块；⑤ 色素减退斑。

2. **皮肤外损害** 如癫痫和智力低下等中枢神经系统受损，视网

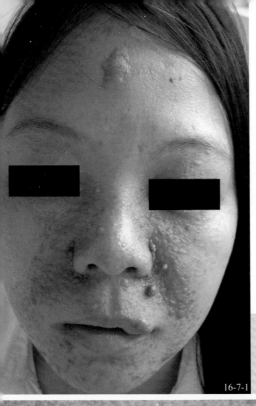

图16-7-1 结节性硬化症（面部血管纤维瘤及额部纤维瘤样斑块）
图16-7-2 结节性硬化症（甲周纤维瘤）

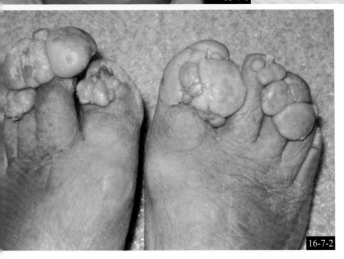

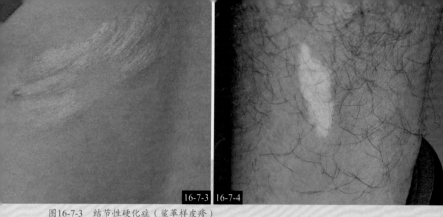

图16-7-3 结节性硬化症（鲨革样皮疹）
图16-7-4 结节性硬化症（柳叶状白斑）

膜星形细胞错构瘤、视网膜色素缺失斑等眼部病变，心、肾、肺、消化系统和骨骼病变。

【治疗】

本病目前无特殊疗法，一般是对症治疗。甲周纤维瘤，必要时可采用手术切除、皮肤磨削、液氮冷冻、电灼、激光等方法治疗。对鲨革样皮疹一般无需治疗，必要时可行手术切除、激光或磨削治疗。

第八节　色素失调症

色素失调症（incontinentia pigmenti）是一种以水疱、疣状损害和色素沉着为主要特征的X连锁显性遗传病。见图16-8-1～图16-8-3。

【诊断】

1. 主要累及女性。

2. 皮肤损害常在出生或出生后不久即发生。

3. 临床分为3期

① 红斑大疱期：常在四肢出现成行排列的大疱，可伴有红色结节或斑块，常持续2个月左右。

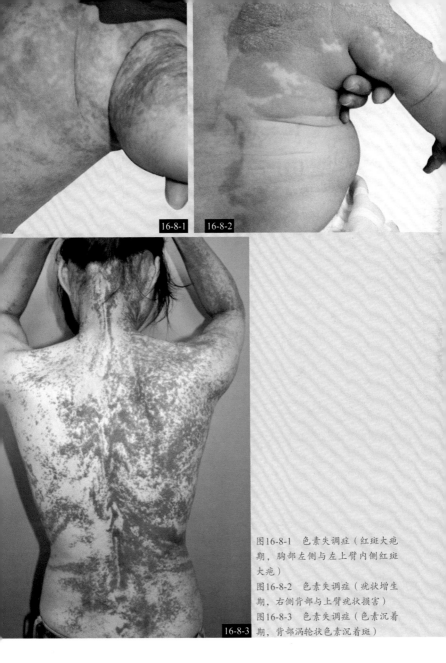

16-8-1

16-8-2

图16-8-1　色素失调症（红斑大疱期，胸部左侧与左上臂内侧红斑大疱）

图16-8-2　色素失调症（疣状增生期，右侧背部与上臂疣状损害）

图16-8-3　色素失调症（色素沉着期，背部涡轮状色素沉着斑）

16-8-3

② 疣状增生期：在手足背部，尤其在指（趾）背部出现线状疣样或乳头瘤样损害，持续约2个月。

③ 色素沉着期：主要在躯干出现奇异的纹状或涡轮状色素沉着斑，蓝灰色至棕色，16周岁后逐渐消退。

4. 皮肤外损害　可见假性斑秃，牙齿缺陷、圆锥形或钉形牙齿，甲营养不良，白内障、视神经萎缩等眼部病变，癫痫、智力障碍等中枢神经系统病变。

5. 组织病理学检查　可协助诊断。

【治疗】

本病可自愈，一般无需治疗。治疗主要在于控制水疱损害的继发感染，如局部应用2%莫匹罗星软膏、0.1%雷佛奴尔等。如炎症期长且较严重，可口服中小剂量糖皮质激素。

第九节　遗传性对称性色素异常症

遗传性对称性色素异常症亦称对称性肢端色素沉着、对称性点状和网状白斑病，为常染色体显性遗传性皮肤病。见图16-9-1～图16-9-3。

【诊断】

1. 婴儿期或儿童期发病。

2. 皮损对称发生于手足背，为0.3～0.5cm的褐色斑疹，间杂黄豆大色素减退斑。色素增加和减退斑组成网状。皮损也可累及全手、足背、前臂及小腿。

【治疗】

本病仅影响美容，一般无需治疗。

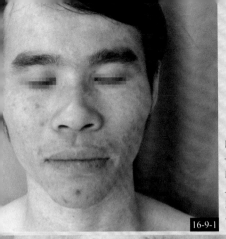

图16-9-1 遗传性对称性色素异常症（面部网状色素增加和减退斑）

图16-9-2 遗传性对称性色素异常症（双上肢及胸部网状色素增加和减退斑）

图16-9-3 遗传性对称性色素异常症（足背网状色素增加和减退斑）

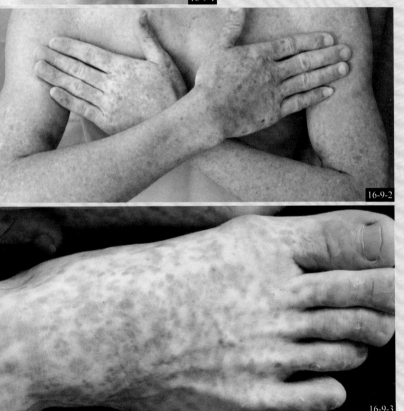

第十七章
内分泌、代谢、营养障碍性皮肤病

第一节 黄瘤病

黄瘤病（xanthomatosis）是含脂质的组织细胞和巨噬细胞局限性沉积于皮肤、肌腱或内脏等处形成黄色或棕红色的丘疹、结节或斑块的一组皮肤病，患者常伴脂质代谢异常。根据临床特点可分成结节性黄瘤（图2-10）、腱黄瘤、扁平黄瘤、睑黄瘤、发疹性黄瘤等类型。见图2-10、图17-1-1～图17-1-5。

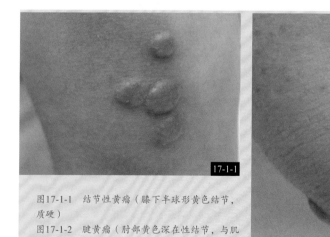

17-1-1

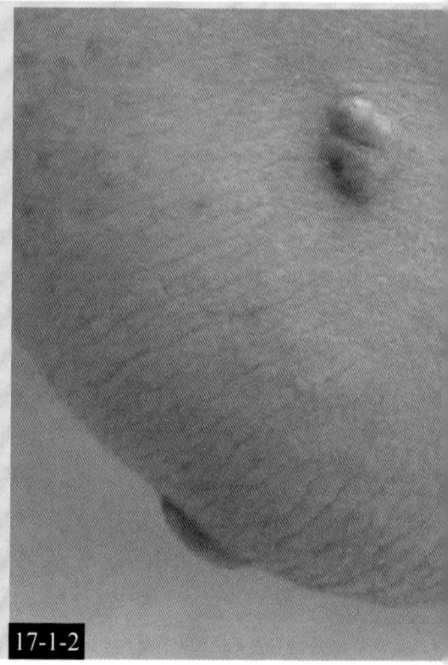

17-1-2

图17-1-1　结节性黄瘤（膝下半球形黄色结节，质硬）

图17-1-2　腱黄瘤（肘部黄色深在性结节，与肌腱粘连）

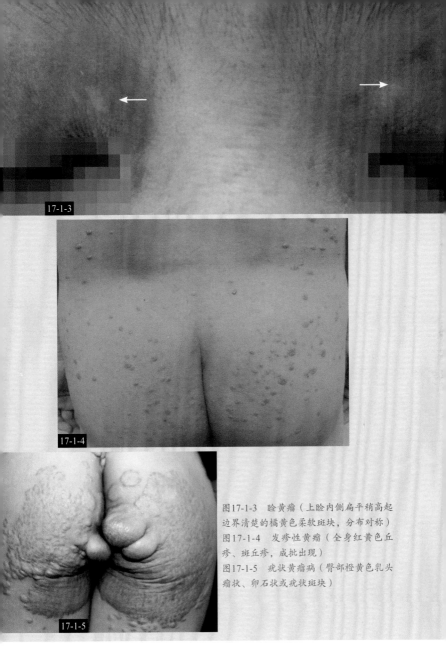

图17-1-3　睑黄瘤（上睑内侧扁平稍高起边界清楚的橘黄色柔软斑块，分布对称）

图17-1-4　发疹性黄瘤（全身红黄色丘疹、斑丘疹，成批出现）

图17-1-5　疣状黄瘤病（臀部橙黄色乳头瘤状、卵石状或疣状斑块）

【诊断】

1. 皮疹为黄色或棕红色的丘疹、结节或斑块。结节状表现则为结节性黄瘤。发生于肌腱则为腱黄瘤。扁平黄瘤表现为扁平黄褐色柔软斑块，发生于眼睑部位则是睑黄瘤。发疹性黄瘤的特点为成批发作、棕黄色或红色小丘疹。

2. 组织病理学检查为泡沫细胞肉芽肿，有 Touton 巨细胞。

3. 血脂检查对诊断和治疗有指导意义。

【治疗】

1. 伴发高脂血症者应低脂低糖饮食，同时给予降脂药治疗。

2. 皮损较少者可行电解、电凝、激光、冷冻或外科手术等治疗。

3. 发疹性黄瘤可试用己酮可可碱，睑黄瘤用普罗布考（每次500mg，每天2次，餐后服用。）

第二节　原发性皮肤淀粉样变性

原发性皮肤淀粉样变性（primary cutaneous amyloidosis）指淀粉样蛋白沉积于正常的皮肤组织中而不累及其他器官的一种慢性皮肤病。见图17-2-1 ～图17-2-4。

【诊断】

1. 皮肤淀粉样变临床类型较多。苔藓样淀粉样变表现为棕色或褐色平顶或圆锥形丘疹，质硬，早期孤立散在，后期成片但不融合，有时可呈念珠状排列，剧烈瘙痒。斑状淀粉样变为褐色或紫褐色色素沉着，呈网状或波纹状，瘙痒不明显。结节型皮肤淀粉样变为单发或多发黄色或皮色结节或萎缩斑块。

2. 组织病理学检查发现淀粉样物质沉积于真皮浅层。刚果红或结晶紫染色阳性。

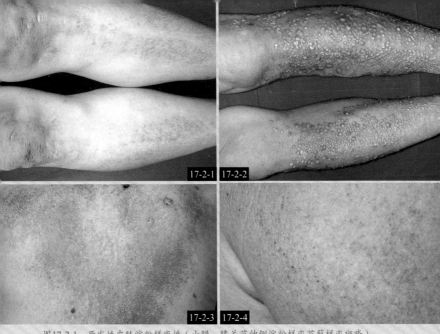

图17-2-1　原发性皮肤淀粉样变性（小腿、膝关节伸侧淀粉样变苔藓样变斑疹）

图17-2-2　原发性皮肤淀粉样变性（淀粉样变苔藓，胫前密集不融合的半球形丘疹及结节，念珠状排列）

图 17-2-3　原发性皮肤淀粉样变性（斑状淀粉样变，背部皮肤异色病样改变及苔藓样变性）

图 17-2-4　原发性皮肤淀粉样变性（斑状淀粉样变，背部苔藓样皮损及色素沉着）

【治疗】

1. 局部可外用糖皮质激素加封包或皮损内注射，部分大的丘疹可采用冷冻、手术等治疗。

2. 瘙痒明显者可口服抗组胺药物，严重者可行普鲁卡因静脉注射。部分患者口服维A酸有效。

第三节　痛风

痛风（gout）属于嘌呤代谢障碍性疾病，表现为血清尿酸水平升高，

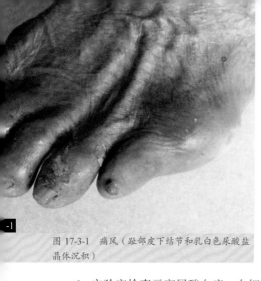

尿酸盐以结晶的形式沉积于组织。表现为急性关节炎、关节畸形或慢性痛风结石和后期的肾病变。见图17-3-1。

图 17-3-1　痛风（趾部皮下结节和乳白色尿酸晶体沉积）

【诊断】

1. 临床分为无症状期、急性关节炎期、慢性关节炎期。典型皮损为疼痛性皮下结节，呈橙红色、黄色或乳白色。

2. 实验室检查示高尿酸血症，白细胞升高，血沉加快。关节穿刺见针状尿酸盐结晶。

3. X线检查时钙盐较多者可显示结石影，晚期近关节端骨质内有透亮区。

【治疗】

1. 避免诱因，少食含嘌呤高的食物，多饮水。

2. 急性期应卧床休息，局部热敷或冷敷，口服秋水仙碱、非甾体消炎药或别嘌醇，也可与糖皮质激素联合应用。

3. 慢性期有肾功能不全或肾结石者禁用排尿酸药。

4. 个别痛风结石者可采用手术治疗。

第四节　皮肤钙沉着症

皮肤钙沉着症（calcinosis cutis）指不溶性钙盐沉积于皮肤组织，临床主要表现为坚硬的丘疹、结节或肿块，破溃后可排出乳酪色油状沙砾样物质。见图17-4-1。

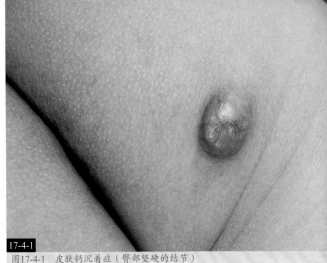

图17-4-1　皮肤钙沉着症（臀部坚硬的结节）

【诊断】

1. 临床特点　为坚硬的丘疹、结节和肿块，破溃后排出白垩样物质。

2. 实验室检查　转移性皮肤钙质沉着症有血钙、血磷升高。

3. 组织病理学检查　示钙盐沉积。

【治疗】

1. 避免用维生素D和钙制剂。

2. 局限性损害者可采用手术切除。

第五节　类脂质渐进性坏死

类脂质渐进性坏死（necrobiosis lipoidica）又称糖尿病性类脂质渐进性坏死。临床表现以胫前出现炎性丘疹或硬皮病样斑块和后期的皮肤萎缩，2/3的病例伴有糖尿病。见图17-5-1。

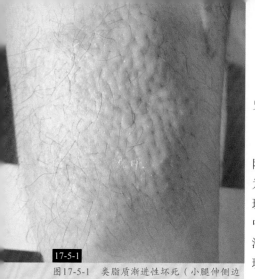

17-5-1

图17-5-1　类脂质渐进性坏死（小腿伸侧边界清楚、隆起的卵圆形硬皮样斑块，边缘呈棕红色或紫色，中央萎缩）

【诊断】

1. 女性多见，有糖尿病史，病程呈慢性。

2. 好发于小腿伸侧。

3. 早期皮疹为边界清楚、隆起的红色丘疹，后逐渐发展为不规则圆形或卵圆形硬皮样斑块，边缘呈棕红色或紫色，中央萎缩，呈淡黄色，表面光滑，常见毛细血管扩张，可出现溃疡。

4. 血糖升高。

5. 组织病理学检查为栅栏状肉芽肿表现。

【治疗】

1. 控制血糖。

2. 外用糖皮质激素制剂封包或皮损内注射有效。

3. 顽固性溃疡可考虑手术切除和植皮。

第六节　黏液性水肿

黏液性水肿（myxedema）是甲状腺功能不足，致使甲状腺素缺少进而引起皮肤内散在或弥漫性黏蛋白沉积的代谢障碍性疾病。本病可以是全身性，也可仅发生局部，伴或不伴有甲状腺疾病。见图17-6-1～图17-6-3。

【诊断】

1. 甲状腺疾病的病史　有甲状腺功能减退症。

2. 特征性的临床表现　局部或全身皮肤呈非凹陷性水肿，水肿处皮肤呈苍白或蜡黄色。特征性甲减面容（表情淡漠、呆板、苍白贫血、眼睑水肿，鼻梁低平等）。

3. 组织病理学检查　见真皮内成片的黏蛋白沉积。

【治疗】
服用甲状腺素片或左甲状腺素均有明显疗效。

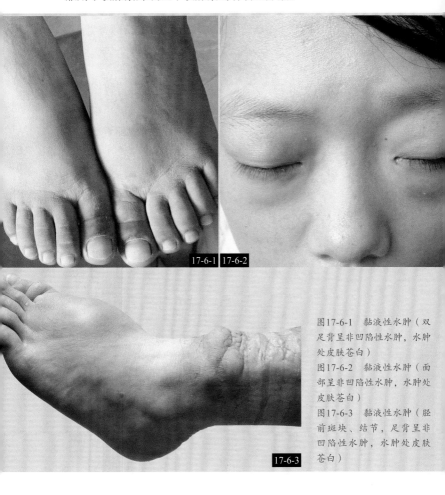

图17-6-1　黏液性水肿（双足背呈非凹陷性水肿，水肿处皮肤苍白）

图17-6-2　黏液性水肿（面部呈非凹陷性水肿，水肿处皮肤苍白）

图17-6-3　黏液性水肿（胫前斑块、结节，足背呈非凹陷性水肿，水肿处皮肤苍白）

第七节　肠病性肢端皮炎

肠病性肢端皮炎（acrodermatitis enteropathica）也称锌缺乏症，是一种常染色体隐性遗传病，以腔、口周围和四肢末端皮炎、慢性腹泻和秃发为特征。本病为锌吸收不良，可能是特殊的肠道转运蛋白或锌结合配体缺乏或缺陷所致。见图17-7-1～图17-7-4。

【诊断】

1. 腔口周围及肢端银屑病样暗红斑，表面结痂或鳞屑；甲板增厚或萎缩；毛发稀疏脱落。

2. 常伴发细菌和念珠菌感染。

3. 肠道功能障碍，粪便呈水样或泡沫状。

4. 患者精神压抑、反应迟钝；畏光、倦怠、食欲丧失、贫血等。

5. 实验室检查示血清锌水平≤0.765mmol/L，发和甲组织中锌水

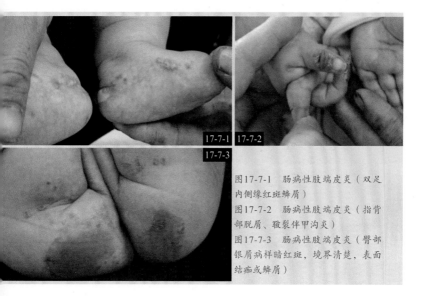

17-7-1　17-7-2

17-7-3

图17-7-1　肠病性肢端皮炎（双足内侧缘红斑鳞屑）

图17-7-2　肠病性肢端皮炎（指背部脱屑、皲裂伴甲沟炎）

图17-7-3　肠病性肢端皮炎（臀部银屑病样暗红斑，境界清楚，表面结痂或鳞屑）

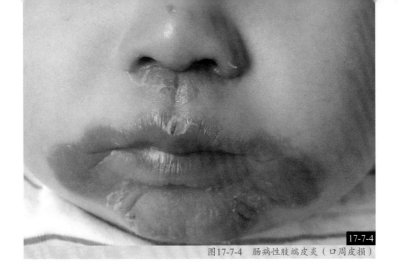

图17-7-4 肠病性肢端皮炎（口周皮损）

平也降低。

6. 补锌试验治疗有良好效果。

【治疗】

1. 支持治疗　注意补充维生素、水、电解质等。

2. 补锌治疗　可选硫酸锌、葡萄糖酸锌等，4个月儿童用50mg，每天3次。也可加用促进锌吸收和利用的药物，如二碘羟基喹啉。

第八节　幼年黄色肉芽肿

幼年黄色肉芽肿（juvenile xanthogranuloma）是一种主要累及婴儿的良性、自限性、播散性黄色肉芽肿。为原因不明的反应性肉芽肿。见图17-8-1。

【诊断】

1. 皮疹常在出生后6个月内发生。

2. 皮损为圆形或卵圆形丘疹或结节，直径为1～20mm，高出

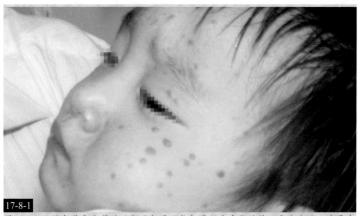

图17-8-1　幼年黄色肉芽肿（颜面部圆形或卵圆形丘疹或结节，高出皮面，境界清楚，呈黄红色）

皮面，境界清楚。颜色从红色发展为黄红色、棕色。数量从少到多，不规则分布于头、面、躯干和四肢。皮疹常于1～2岁完全自然消退。

3. 少数患者有肺、肝、脾、睾丸或心包膜受侵的系统症状。

4. 组织病理学检查可帮助诊断。

【治疗】

单纯皮肤损害无须治疗。累及内脏器官且出现症状时可手术切除或注射糖皮质激素，也可选用免疫抑制药。

第十八章
皮肤附属器疾病

　　皮肤附属器包括毛囊、皮脂腺、小汗腺、顶泌汗腺和指（趾）甲。皮脂腺分布于除掌跖以外的全身皮肤；头面部、躯干中部及外阴部皮脂腺最丰富，故称皮脂溢出区，痤疮、脂溢性皮炎等皮脂腺相关疾病好发于这个区域。毛发为哺乳动物的特征之一，人类的毛发疾病以脱发最常见。

第一节　脂溢性皮炎

　　脂溢性皮炎（seborrheic dermatitis）是在皮脂溢出的基础上发生的一种慢性炎症性皮肤病。其病因可能与遗传、内分泌、感染（如真菌等）、免疫、神经精神和环境等因素有关。见图18-1-1、图18-1-2。

【诊断】

　　1. 好发于皮脂溢出区，如头面部、躯干及外阴。

　　2. 皮损为略带黄色的油腻性淡红斑，境界常较清楚，上有油腻性鳞屑或结痂。

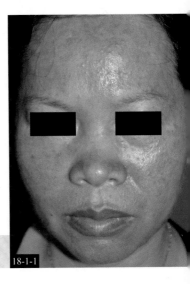

图18-1-1　脂溢性皮炎（面部油腻，散在丘疹及淡红斑）

18-1-1

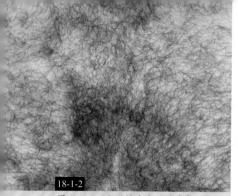

图18-1-2 脂溢性皮炎（胸背部红斑，表面有细鳞屑）

有不同程度的痒感。

3. 常见于青年人及婴儿，病程呈慢性。

4. 需要与头皮银屑病、红斑型天疱疮、湿疹等鉴别。

【治疗】

1. 一般性治疗 避免热水、肥皂以及各种机械性刺激，如搔抓等；限制高脂多糖饮食，忌酒和辛辣等刺激性食物。多吃水果蔬菜等富含维生素饮食。保持大便通畅。

2. 全身治疗 B族维生素和锌制剂等。瘙痒剧烈时可用抗组胺类药物。治疗效果不理想时可试用抗真菌类药，如口服酮康唑，每天0.2g。如有继发细菌感染可适当选用抗生素。

3. 局部治疗 以减少皮脂、去除鳞屑、防止感染、消炎止痒为原则。硫磺制剂、煤焦油制剂、硫化硒洗剂、糖皮质激素霜剂或复方制剂等都有一定效果。某些抗真菌药，如酮康唑洗剂可抑制糠秕马拉色菌的过度增殖。继发细菌感染时使用抗生素霜剂或软膏。

第二节 痤疮

痤疮（acne）是一种与遗传、内分泌、感染以及免疫异常等多因素有关的毛囊、皮脂腺的慢性炎症性疾病。见图18-2-1～图18-2-4。

【诊断】

1. 多发生于青春期。病程呈慢性，青春期过后多可自愈。

2. 好发于面部、上胸部及背部等皮脂腺丰富的部位。

3. 早期的基本损害是粉刺，之后可出现丘疹、脓疱、囊肿及结节等多种损害。

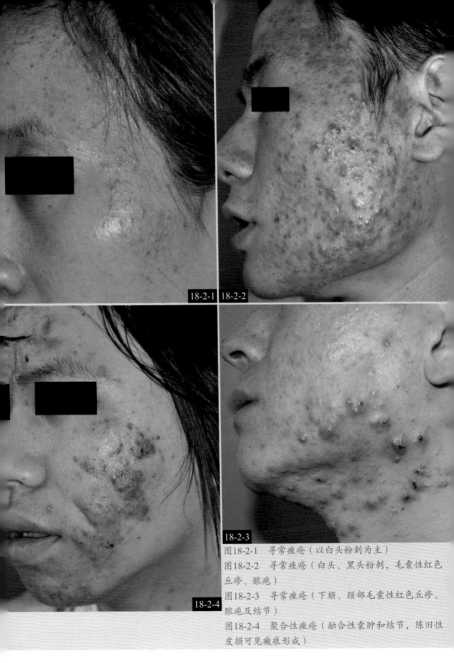

18-2-1 18-2-2

18-2-3

18-2-4

图18-2-1　寻常痤疮（以白头粉刺为主）

图18-2-2　寻常痤疮（白头、黑头粉刺，毛囊性红色丘疹、脓疱）

图18-2-3　寻常痤疮（下颌、颈部毛囊性红色丘疹、脓疱及结节）

图18-2-4　聚合性痤疮（融合性囊肿和结节，陈旧性皮损可见瘢痕形成）

【治疗】

治疗原则：去脂、溶解角质、杀菌、消炎及调节激素水平。

1. 一般性治疗　限制高糖、高脂及其他刺激性食物，如辛辣、酒类等。

2. 口服药　维生素类，如维生素A、维生素B_2、维生素B_6及微量元素锌制剂等。抑制痤疮丙酸杆菌的抗生素可选用四环素口服，开始1～2周内每天0.5～1.0g，分2～4次，后改为0.25g，每天1次；米诺环素，50mg，每天2次，口服。异维A酸，常规剂量为10～20mg/d，分次就餐时或餐后服用。严重的炎症性病例可短疗程口服小剂量糖皮质激素，如醋酸泼尼松，10mg，每天2～3次。对于特殊病例可选用雌性激素、氨苯砜等。

3. 局部治疗　硫黄、间苯二酚、抗生素、维A酸等制剂，外用治疗有一定疗效。

4. 其他治疗　红光和蓝光照射治疗寻常痤疮有效。磨削术和点阵激光适用于痤疮后遗留的瘢痕。

第三节　酒渣鼻

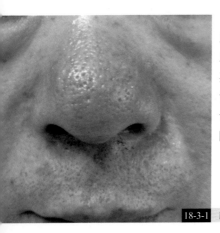

酒渣鼻（rosacea）是一种主要发生于面部中央部分以红斑和毛细血管扩张为主要表现的慢性疾病。其病因可能与颜面血管运动神经失调、消化功能障碍、内分泌功能失调、螨虫感染、嗜酒、辛辣食物等因素有关。见图18-3-1～图18-3-3。

18-3-1　图18-3-1　酒渣鼻（红斑期）

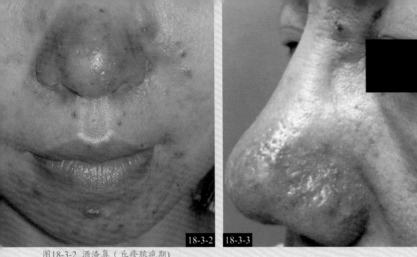

图18-3-2 酒渣鼻（丘疹脓疱期)
图18-3-3 酒渣鼻（鼻赘期)

【诊断】

1. 好发于中年人面部，尤其是鼻部。病程分为红斑期、丘疹脓疱期、鼻赘期，呈逐渐加重过程。

2. 病程呈慢性，多无自觉症状。

【治疗】

1. 一般治疗　避免冷热刺激，忌酒及辛辣刺激性食物，保持胃肠道功能正常及大便通畅。

2. 全身治疗　炎症明显者，可口服四环素，初用量每天0.5～1.0g，分次口服，1个月后减至每天0.25～0.5g，疗程3个月以上。亦可服用米诺霉素、罗红霉素等。异维A酸每天10～30mg，分次口服治疗亦有效。镜检有较多毛囊蠕行螨患者可口服甲硝唑，每次0.2g，每天3次，连续服3～4周。维生素B₂、维生素B₆等可作为辅助治疗。

3. 局部治疗　硫黄制剂、抗生素制剂，如红霉素软膏、5%甲硝唑霜剂等有一定疗效。糖皮质激素制剂主要用于皮损炎症较重者。

4. 其他治疗　如持久性扩张的毛细血管可采用电凝术或激光治疗；有皮赘者，可采用外科划切法治疗。

第四节　斑秃

斑秃（alopecia areata）是一种突然发生的局限性非炎症性、非瘢痕性斑状脱发。常发生在头皮、胡须、眉毛、睫毛区，其他部位少见。若头发全部脱落称全秃（alopecia universalis），全身毛发均脱落则称普秃（alopecia universalis）。见图18-4-1～图18-4-5。

【诊断】

1. 突然出现的圆形或椭圆形斑状脱发，皮肤光滑、无炎症，无自觉症状。

2. 脱发区可出现毳毛样淡色细发，随长随脱。

3. 头发全部脱落称为全秃；眉毛、睫毛、腋毛、阴毛和全身毳毛全部脱落，则称为普秃。

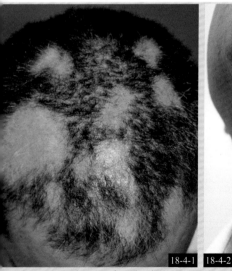 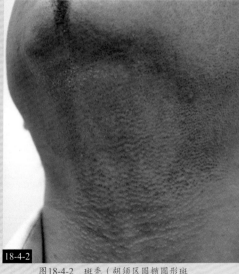

图18-4-1　斑秃（头顶多处圆形或椭圆形斑状脱发）

图18-4-2　斑秃（胡须区圆椭圆形斑状脱发）

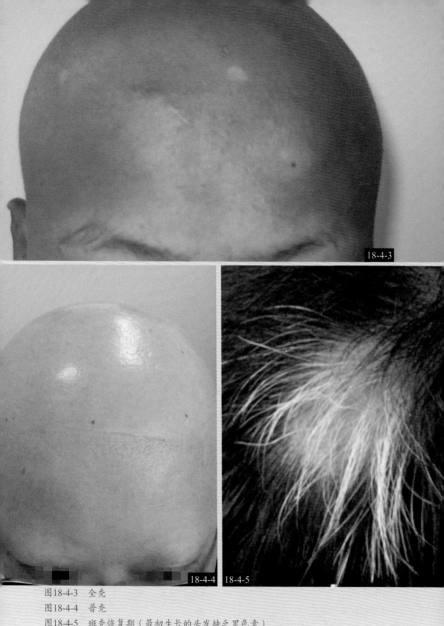

图18-4-3　全秃

图18-4-4　普秃

图18-4-5　斑秃恢复期（最初生长的头发缺乏黑色素）

【治疗】

1. 去除一切可能的诱发因素，向患者解释病程及预后，绝大多数斑秃可在6～12个月内自然痊愈。

2. **局部用药**　原则为刺激局部血管扩张，改善局部血液循环，促进毛发生长。外用药物包括米诺地尔酊、强效糖皮质激素地蒽酚软膏等可促进毛发再生。皮损范围较小者可于皮损内注射长效糖皮质激素。光化学疗法也有一定疗效。

3. **全身用药**　迅速广泛脱发，包括全秃和普秃可口服小剂量泼尼松（15～30mg/d），同时可补充胱氨酸（100mg，每天3次），维生素E（100mg，每天1次），还可补充多种B族维生素。对精神紧张、焦虑、失眠者可给予镇静药。

第五节　雄激素性秃发

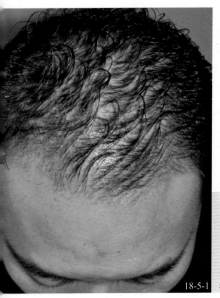

本病又称早秃（alopecia premature）或男性型脱发（male pattern alopecia），是一种遗传因素参与的、依赖雄激素作用的脱发。以额部及头顶部渐进性脱发为特征表现，发病与雄激素水平过高，特别是秃发区皮肤内5α-还原酶的活性增高有一定关系。该病有遗传倾向。见图18-5-1、图18-5-2。

18-5-1

图18-5-1　雄激素性脱发（男性，发际向后退缩同时伴头顶头发细软稀疏）

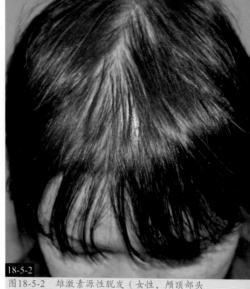

【诊断】

1. 脱发常从前额颞部两侧开始，头发变稀疏细软，重者前发际向后退缩而形成高额。随年龄增长，颅顶部头发亦渐脱落。

2. 常伴有皮脂溢出和轻微痒感。

3. 多见于20～30岁男性青年。

4. 女性亦可罹患。但女性多为头顶部弥漫性脱发。

图18-5-2　雄激素源性脱发（女性，颅顶部头发变细，稀疏）

【治疗】

目前尚无满意疗法。要避免过多洗涤及外用刺激性药物。

1. 口服药　5α-还原酶抑制药非那雄胺可阻止头发脱落，促进头发生长；口服每次1mg，每天1次，需长期用药。

2. 外用药　2%～5%米诺地尔酊，每天2次外用有一定疗效。

3. 手术治疗　药物疗效不佳者可选用毛发移植术。

第六节　甲病

甲病（disorders of the nails）是甲床、甲板和甲周病变的总称。许多全身性疾病及皮肤病可以影响甲的营养与生长，使甲出现各种异常体征或病变。甲的变化有时可帮助全身性疾病及皮肤病的诊断。见图18-6-1～图18-6-13。

【常见甲病】

（1）甲变色（discoloration of the nail）　包括白甲、黑甲、绿

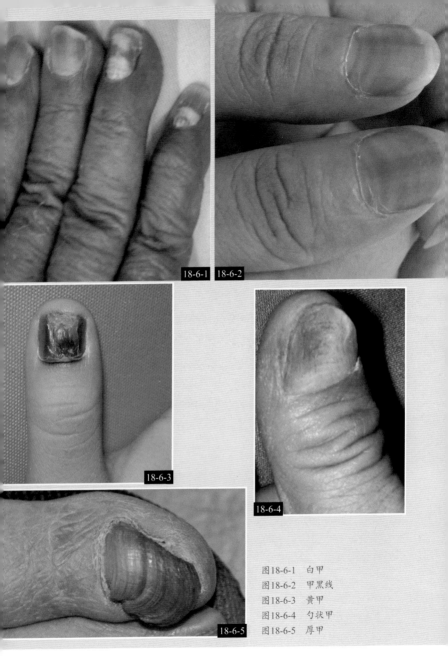

图18-6-1　白甲
图18-6-2　甲黑线
图18-6-3　黄甲
图18-6-4　勺状甲
图18-6-5　厚甲

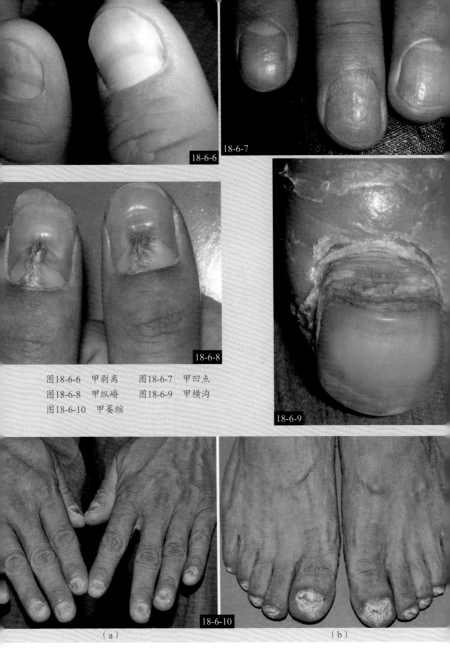

图18-6-6　甲剥离　　　图18-6-7　甲凹点
图18-6-8　甲纵嵴　　　图18-6-9　甲横沟
图18-6-10　甲萎缩

（a）

（b）

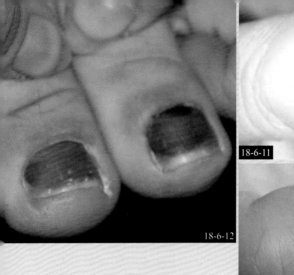

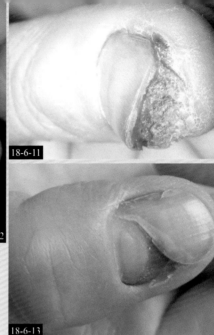

图18-6-11　甲下疣
图18-6-12　甲下出血
图18-6-13　脱甲病

甲、黄甲等，多由系统疾病、药物、染料等引起。

（2）反甲（koilonychia）　甲板具有凹面，呈匙形弯曲，也称匙形甲（spoon nail）。反甲有遗传、特发和症状性等不同类型。

（3）薄甲（thin nail）　是由于甲母质萎缩引起，表现为甲变薄、长度缩短。主要与甲营养不良有关。

（4）厚甲　指、趾甲明显增厚变硬，失去光泽。有先天性和后天性两种，后天性厚甲常因外伤所致，某些皮肤病也可引起厚甲。

（5）甲剥离（onycholysis）　甲板从甲床分离。病因较复杂，可继发于某些皮肤病、内科疾病、外伤或与遗传、药物等有关。

（6）甲横沟（transverse grooves of nail）和甲纵嵴（longitudinal crista of nail）　两者都属于甲纹（striations），前者表现为横形凹陷的沟线，跨过整个甲的宽度，发生在全身或局部因素影响甲母质活动的疾病。后者是甲表面的纵向细纹，属生理性变化。

（7）甲凹点（nail pitting）　最常见于银屑病，是该病的特征性表现之一。甲凹点也可见于皮炎、斑秃和真菌感染。少数无皮肤病者也可有轻微凹陷。

（8）甲萎缩（onychoatrophy） 先天性或后天性因素引起甲的部分或全部萎缩。后天性因素包括外伤、某些皮肤病、影响末梢血液循环的某些心血管疾病，维A酸类药物也可引起甲萎缩。

【治疗】

1. 病因治疗 积极治疗原发疾病，感染引起的甲病可针对相应的病原体采用抗菌药物，避免甲损伤和过敏。

2. 对症治疗 包括修剪指甲、改善甲周血液循环、护甲霜的应用等。

3. 补充营养 补充某些维生素（如维生素A、维生素E等）对甲病的恢复有帮助。

4. 手术治疗 手术切除肿瘤或拔甲。

第十九章
黏膜疾病

第一节　复发性阿弗他口炎

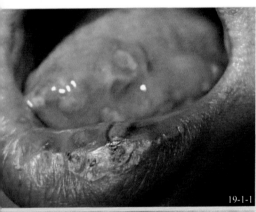

复发性阿弗他口炎（recurrent aphthous stomatitis）是发生在口腔黏膜的浅表性溃疡，反复发作，伴疼痛。见图19-1-1，图19-1-2。

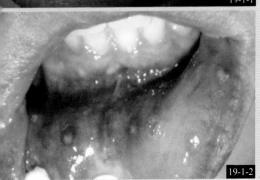

图19-1-1　复发性阿弗他口炎（舌左缘、左下唇黄豆大溃疡）

图19-1-2　复发性阿弗他口炎（下唇内侧多发性溃疡）

【诊断】

1. 口腔黏膜反复发生溃疡，分为四个阶段：前兆期有刺痛烧灼感，疱疹期可见圆形红斑或丘疱疹，后增大转为水疱，单发或多发，2～3天后水疱破溃进入溃疡期，伴有剧烈烧灼痛，4～5天后疼痛减轻，进入愈合期。

2. 溃疡反复发作，轻者数月一次，重者溃疡此起彼伏。

3. 本病有自限性，愈后不留瘢痕。

【治疗】

1. 治疗原则　消除病因，增强体质，以减少复发次数，延长间歇期，促进愈合。

2. 局部用药　含0.1%依沙吖啶或0.05%氯己定的含漱液漱口可预防感染，10%硝酸盐或50%三氯醋酸涂擦溃疡面，使蛋白凝固形成薄膜保护创面，一些含抗生素和镇痛药的药膜也能保护溃疡面，难愈合的溃疡可用糖皮质激素贴膜。

3. 全身用药　病程反复，溃疡经久不愈者可短期口服小剂量泼尼松，或应用免疫调节药，如左旋咪唑、丙种球蛋白或转移因子，补充维生素，继发感染者加用抗生素。沙利度胺可用于严重病例，100mg，每晚1次，连续2个月。

第二节　接触性唇炎

接触性唇炎（contact cheilitis）指唇部及周围皮肤接触化学物质后而发生局部刺激或过敏反应的疾病，女性多见；常见致病物质有油彩、唇膏、牙粉、苯酚（碳酸）及苯唑卡因等；临床上以唇部出现红肿、水疱、糜烂或干燥、脱屑、皲裂为特征。图19-2-1～图19-2-3。

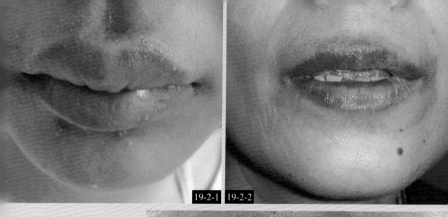

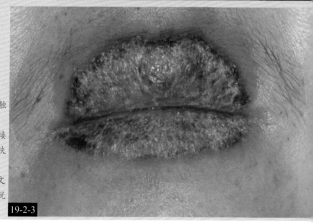

图19-2-1 接触性唇炎（接触
油彩引起唇的急性炎症）
图19-2-2 接触性唇炎（接
触唇膏发生唇红及口周皮肤
红斑、小水疱）
图19-2-3 接触性唇炎（文
唇所致，双唇肿胀红斑、脱
屑及皲裂）

【诊断】

1. 本病多见于女性，一般都有化妆品等物质的明确接触史。

2. 皮损主要见于唇部，也可见于周围皮肤，急性期表现为口唇红肿伴有水疱、糜烂及结痂，反复不愈者可见口唇肿胀、浸润、肥厚、干燥、脱屑甚至皲裂。

3. 斑贴试验可帮助诊断。

【治疗】

1. 去除病因，停用可疑致病物质。

2. 局部和全身用药同接触性皮炎。

第三节　光线性唇炎

光线性唇炎(actinic cheilitis)是因长期日光照射而引起的唇部炎症反应，临床分为急性和慢性光线性唇炎，夏重冬轻。见图19-3-1、图19-3-2。

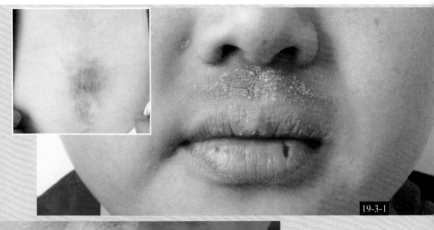

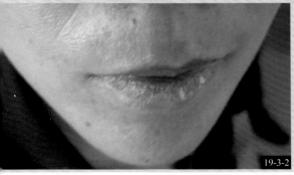

图19-3-1　光线性唇炎（唇红及"V"字区红斑、鳞屑，日晒后发生）

图19-3-2　光线性唇炎（下唇红斑、鳞屑，日晒后发生）

【诊断】

1. 本病与紫外线相关，夏季发作，冬季缓解。

2. 发病部位以下唇多见，临床上分两型：急性型在暴晒后24h内发病，唇红部水肿充血，伴有散在或成簇的小水疱，灼热、刺痛明显；慢性型因反复持久日光照射，表现为干燥脱屑，充血肿胀，甚至皲裂，经久不愈者唇部增厚、变硬。

【治疗】

1. 避免日光直接照射，使用防晒制剂及采取遮阳措施。

2. 局部用药　急性型有糜烂渗出可用3%硼酸溶液湿敷，慢性型可外用糖皮质激素软膏。

3. 全身用药　可口服羟氯喹、烟酰胺，补充B族维生素等，症状严重者可口服小剂量泼尼松。

第四节　剥脱性唇炎

剥脱性唇炎（exfoliative cheilitis）又称慢性唇炎，是以唇黏膜反复脱屑、浸润肥厚为主要特征的一种慢性炎症性疾病，病因尚未明确，症状反复，日久不愈。见图19-4-1、图19-4-2。

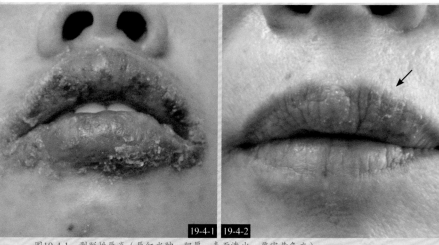

19-4-1　19-4-2

图19-4-1　剥脱性唇炎（唇红水肿、肥厚，表面渗出，覆蜜黄色痂）

图19-4-2　剥脱性唇炎（唇干燥脱屑）

【诊断】

1. 多发于女性。

2. 皮损始发于下唇,逐渐扩展到整个下唇及上唇,表现为唇黏膜干燥脱屑,浸润肥厚,自觉瘙痒干燥。

3. 病程迁延不愈,持续数月或数年不愈。

【治疗】

1. 去除一切诱因,改变不良生活习惯。

2. 局部用药　可外用皮质激素软膏或抗生素软膏。

3. 全身用药　对于反复发作者,可给予抗组胺药,症状严重者可加用免疫抑制药。

第五节　腺性唇炎

腺性唇炎(cheilitis glandularis)是以唇黏液腺增生,导管扩张为特征的唇炎,表现为下唇或上下唇增厚、外翻,伴有不同炎症。见图19-5-1。

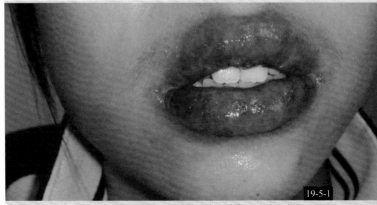

图19-5-1　单纯型腺性唇炎(唇红肿、肥厚,见多个黄色小结节,中央下凹,管口扩张,可挤出黏液样物质)

【诊断】

1. 好发于下唇、上唇及颊部黏膜。

2. 表现为唇部肿胀，上覆黏液薄膜，临床上分三型：① 单纯型最常见，特征是唇部可见黄色小结节，大小为2～4mm，数个到数十个，中央下凹，管口扩张，可挤出黏液样物质，唇黏膜潮湿、结痂、肥厚；② 浅表化脓型唇部肿胀、质较硬，伴浅表性溃疡，疼痛明显，表面结痂，痂下有脓性分泌物，若迁延不愈，黏膜表面可呈白斑病样改变；③ 深部化脓型腺性唇炎为唇部深在感染伴有脓肿，脓肿反复发作，伴有瘘管和瘢痕形成，挤压唇部可排出脓性液体，唇部增大，自觉疼痛和不适，经过缓慢，40岁以上经久不愈者可发生恶变。

【治疗】

1. 本病多呈慢性病程，应告知患者，并尽量寻找及去除可疑病因。

2. 局部用药　单纯型患者可外用糖皮质激素软膏，若化脓感染加用抗生素软膏，有脓肿或瘘管则应及时切开引流，疑有癌变者应活检进行病理学检查。

3. 全身用药　单纯型患者口服10%碘化钾溶液，对于化脓或有全身症状者可应用抗生素，消除炎症。

第六节　肉芽肿性唇炎

肉芽肿性唇炎（cheilitis granulomatosa）是上唇或下唇，偶尔同时累及的复发性、慢性进行性肿胀，终至永久性巨唇，又称肉芽肿性巨唇炎。见图19-6-1。

【诊断】

1. 口唇肿胀　先为单侧口唇，开始为突发弥漫性肿胀，数小时至数日可恢复，但多次不规则的发作后，唇部持续性肿胀，呈橡皮样硬。

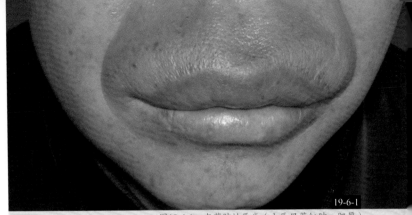

图19-6-1　肉芽肿性唇炎（上唇显著红肿、肥厚）

　　2.　面神经麻痹　约30%的患者可见，初为间歇性，以后可呈持续性。

　　3.皱襞舌　舌面呈皱襞样改变，还可伴有颊、上腭黏膜和齿龈的肿胀。

　　4.其他　约半数患者颈和颌下淋巴结肿大，病初常伴有轻度发热。

　　5.病理表现　若有结核样结构或类上皮细胞肉芽肿可确诊。

　　6.　口唇肿胀合并面神经麻痹和皱襞舌时称梅-罗（Melkersson son-Rosenthal）综合征。

　　【治疗】

　　1.局部治疗　可试用糖皮质激素局部注射，需注意可能引起口唇肌无力。久治不愈者可考虑手术切除。

　　2.全身治疗

　　（1）先除去口腔内慢性病灶，然后予磺胺药或抗生素治疗，有时可获良效。

　　（2）糖皮质激素，泼尼松30mg/d口服，见效后减量维持，过早停药常复发。

　　（3）砜类药可用氨苯砜，100mg/d口服。

第七节 包皮龟头炎

包皮龟头炎（balanoposthitis）是龟头和包皮黏膜因各种原因引起的急性和慢性炎症，分为感染性和非感染性。病因复杂，包括局部刺激（如包皮过长）、创伤、避孕套、病原体感染（细菌、滴虫、真菌、衣原体、阿米巴原虫）等。见图19-7-1～图19-7-3。

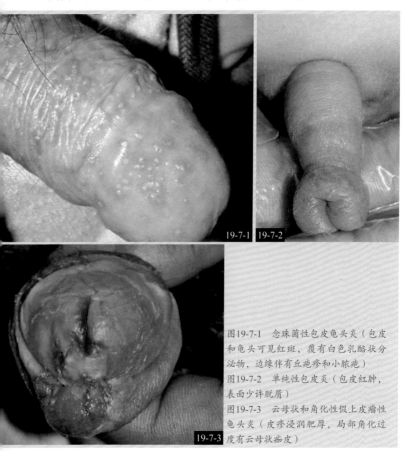

19-7-1　19-7-2

19-7-3

图19-7-1　念珠菌性包皮龟头炎（包皮和龟头可见红斑，覆有白色乳酪状分泌物，边缘伴有丘疱疹和小脓疱）

图19-7-2　单纯性包皮炎（包皮红肿，表面少许脱屑）

图19-7-3　云母状和角化性假上皮瘤性龟头炎（皮疹浸润肥厚，局部角化过度有云母状痂皮）

【诊断】

1. 临床类型繁多，主要表现为龟头和包皮黏膜急性或慢性炎症。

2. 微生物学检查可帮助病因学诊断。

【治疗】

1. 去除病因　避免各种刺激，保持局部清洁。

2. 局部用药　病因未明者可对症处理，急性期有糜烂渗出可用高锰酸钾、依沙吖啶溶液或3%硼酸水湿敷，亚急性期可使用糊剂，慢性干燥脱屑可外用霜剂或软膏，伴有细菌感染应用抗生素软膏，念珠菌性包皮龟头炎可外用抗真菌制剂。

3. 全身治疗　念珠菌性包皮龟头炎服用氟康唑、伊曲康唑，滴虫包皮龟头炎口服甲硝唑，对于阿米巴原虫感染则用依米丁治疗，合并细菌感染者可取脓液做细菌培养加药物敏感试验，使用敏感抗生素治疗。

第二十章
常见皮肤肿瘤

第一节　表皮痣

表皮痣（epidermal nevus）又称疣状痣或线状表皮痣，是一种由表皮细胞发育过度导致表皮发育异常。通常于出生时或儿童期发病。见图20-1-1～图20-1-5。

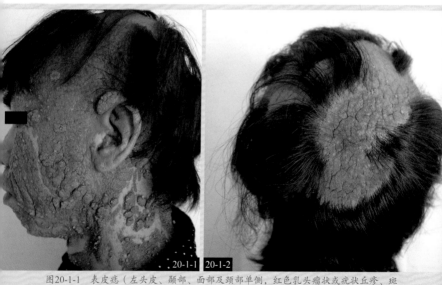

图20-1-1　表皮痣（左头皮、颞部、面部及颈部单侧，红色乳头瘤状或疣状丘疹、斑块，呈线状或条带状连续或间断地分布）

图20-1-2　表皮痣（头部红色乳头瘤状或疣状丘疹，呈线状或条带状连续或间断地分布）

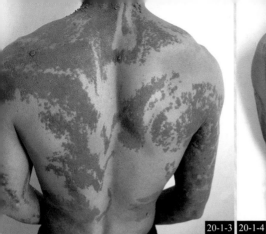
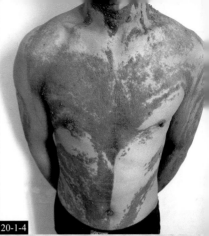
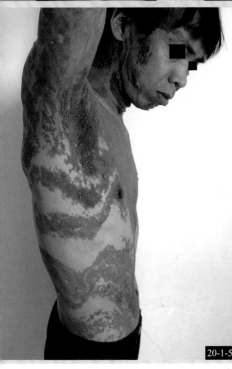

图20-1-3 表皮痣（背部及双手臂红色乳头瘤状或疣状丘疹，沿blaschko's线分布）

图20-1-4 表皮痣（颈部、胸腹部及双手臂红色乳头瘤状或疣状丘疹，呈线状或条带状连续或间断地分布）

图20-1-5 表皮痣（右腋窝及右腰部红色乳头瘤状或疣状丘疹，呈线状或条带状连续或间断地分布）

【诊断】

1. 皮损表现为灰褐色至棕褐色乳头瘤状或疣状丘疹，质软或硬，呈线状或条带状连续或间断地单侧分布于肢体。

2. 广泛性皮损易伴发骨及中枢神经系统损害，引起所谓"表皮痣综合征"。

3. 组织病理学检查可帮助诊断。

【治疗】

目前尚无理想的治疗方法，外用维A酸乳膏可使疣状皮损减轻，较小皮损者可行激光、冷冻等治疗。必要时，外科手术切除是一个适宜的方法。

第二节　脂溢性角化病

脂溢性角化病（seborrheic keratosis）又称老年疣、基底细胞乳头瘤，是因角质形成细胞成熟迟缓引起的一种常见的表皮良性肿瘤。病因尚不明确，可能与长期日晒或遗传有关。见图20-2-1～图20-2-3。

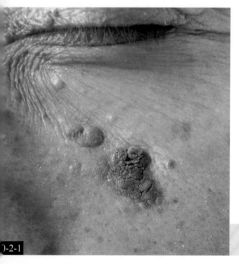

图20-2-1　脂溢性角化病（面部褐色角化性小斑块）

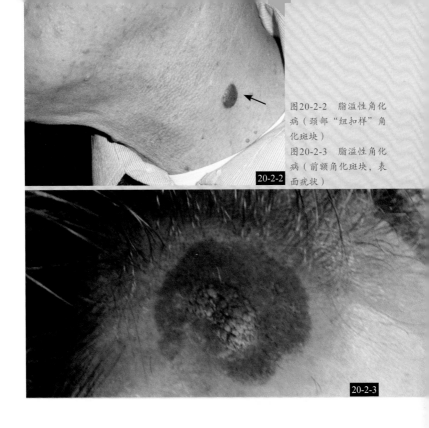

图20-2-2 脂溢性角化病（颈部"纽扣样"角化斑块）

图20-2-3 脂溢性角化病（前额角化斑块，表面疣状）

【诊断】

1. 本病多见于老年人，好发于面部、手背、躯干和四肢。

2. 初起为淡褐色或深褐色或黑色，扁平丘疹缓慢增大，表面粗糙，或乳头瘤样增生，常附有油腻性鳞屑，数量不定。

3. 组织病理学检查表现为角化过度、棘层肥厚和乳头瘤样增生，肿瘤基底在同一水平面。

【治疗】

本病一般无需治疗，必要时可采用冷冻、激光或手术治疗。

第三节 光线性角化病

光线性角化病（actinic keratosis）又称老年角化病、日光性角化病，是日光长期暴晒损伤皮肤引起的一种癌前期病变。见图20-3-1、图20-3-2。

【诊断】

1. 多见于皮肤白皙中老人，好发于面部、耳廓、手背及前臂伸侧等暴露部位。病程呈慢性。

2. 皮损为褐色角化性斑片，表面覆以不易剥离的鳞屑。

3. 组织病理学有特征性表现。

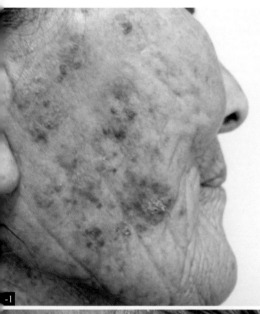

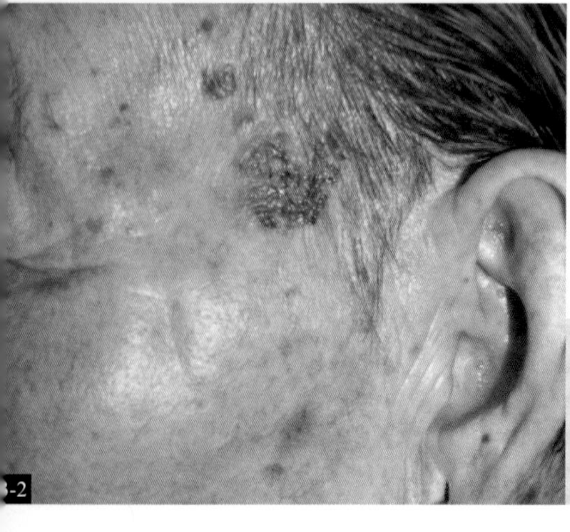

图20-3-1 光线性角化病（面部褐色角化性斑片，表面覆有不易剥离的鳞屑）

图20-3-2 光线性角化病（颞部紫红色角化性斑片）

【治疗】

可激光、冷冻、微波、电灼等治疗。亦可外用5％氟尿嘧啶霜或溶液，维A酸类软膏。发现有恶变时应及早彻底切除。

第四节　角化棘皮瘤

角化棘皮瘤（keratoacanthoma）又称自愈性原发性鳞状细胞癌，是一种可自愈的皮肤假性肿瘤。可能起源于毛囊。见图20-4-1～图20-4-3。

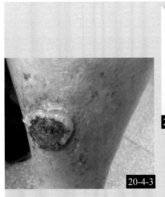

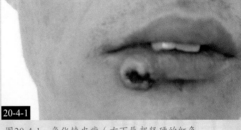

20-4-1

图20-4-1　角化棘皮瘤（右下唇部坚硬的红色丘疹，表面紧张光亮，粉红色，中央似火山口样四陷，表面覆黑痂）

20-4-3

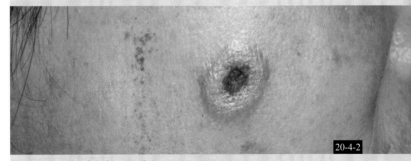

20-4-2

图20-4-2　角化棘皮瘤（右颊部）
图20-4-3　角化棘皮瘤（右小腿巨大角化棘皮瘤）

【诊断】

1. 好发于暴露部位，特别是面、颈、前臂。

2. 皮损开始为坚硬的红色丘疹，迅速增大，长达1～3cm。成熟呈半球形，表面紧张光亮，肤色或粉红色，中央似火山口样凹陷，内充满角质栓。

3. 临床可分为单发型、多发型、发疹型、巨大型。

4. 自发性消退，愈合后遗留萎缩瘢痕。

5. 组织病理学检查有特征性表现。

【治疗】

本病尽管可自行消退，但不可预见消退时间，且少数患者会复发或恶化，因此需要手术治疗。小而孤立的皮损，最安全的疗法是切除活检、激光或Mohs手术。

第五节　鲍恩病

鲍恩病（Bowen disease，鲍温病）是表皮内鳞状细胞癌。一般认为发生于暴露部位者与日光暴晒有关；非暴露部位常与反复接触砷剂有关。见图20-5-1～图20-5-3。

【诊断】

1. 中老年多见，好发于颜面、躯干、四肢远端。

2. 特征性皮损为略高起的暗红色持久性斑块，边界清楚，表面有角化性鳞屑和痂。

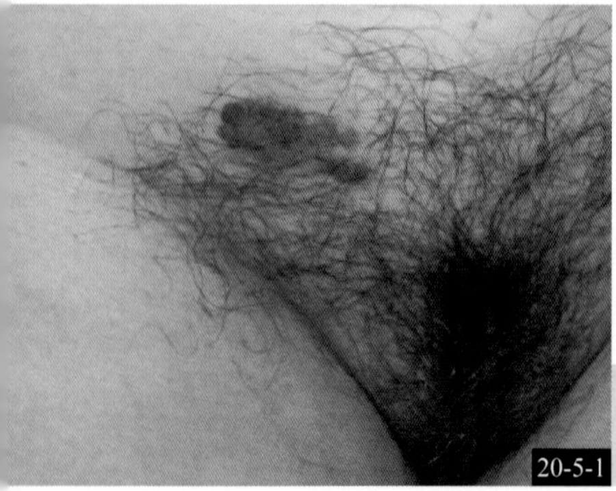

图20-5-1　鲍恩病（阴毛部椭圆形红斑，稍隆起，溃疡表面覆有角化性鳞屑或结痂，边界清楚）

20-5-1

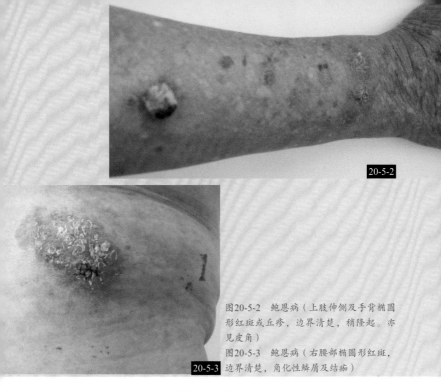

图20-5-2　鲍恩病（上肢伸侧及手背椭圆形红斑或丘疹，边界清楚，稍隆起。亦见皮角）

图20-5-3　鲍恩病（右腰部椭圆形红斑，边界清楚，角化性鳞屑及结痂）

3. 主要依靠组织病理学检查确诊。

【治疗】

应早期诊断、早期手术切除。多发性皮损可采用冷冻、激光治疗或外用氟尿嘧啶软膏、咪喹莫特乳膏治疗。

第六节　基底细胞癌

基底细胞癌（basal cell carcinoma）又称基底细胞上皮瘤，是一种可能来源于毛囊外毛根鞘基底细胞的恶性肿瘤，低度恶性，很少发生转移。本病可能与日晒有关。见图20-6-1～图20-6-5。

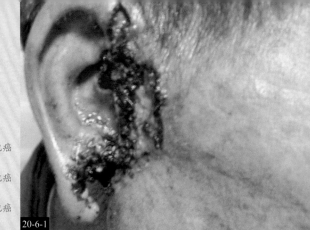

图20-6-1 基底细胞癌
(结节溃疡型)
图20-6-2 基底细胞癌
(鼻侧表浅型)
图20-6-3 基底细胞癌
(鼻部结节溃疡型)

20-6-1

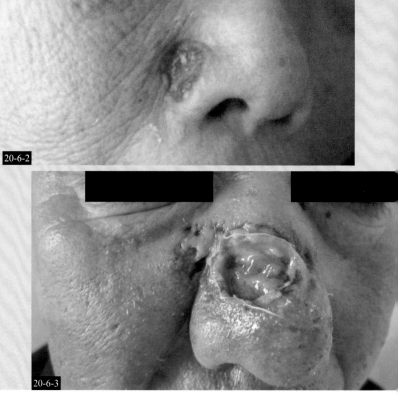

20-6-2

20-6-3

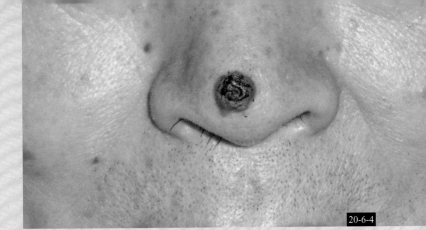

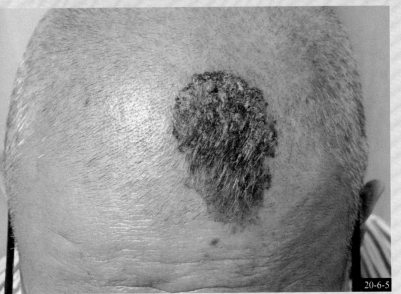

图20-6-4　基底细胞癌（鼻色素型）

图20-6-5　基底细胞癌（头皮表浅型）

【诊断】

1. 本病多见于老年人，好发于颜面部。皮损常单发。

2. 临床分为五型

① 结节溃疡型：最常见，初为蜡样小结节，质硬，缓慢增大形

成盘状斑块，中央出现溃疡，周围绕以珍珠样隆起边缘。

②色素型：表现同结节型溃疡，但有明显的褐色或黑褐色色素沉着。

③表浅型：好发于躯干，特别是背部和胸部；损害为红斑鳞屑性略有浸润性斑块，缓慢扩大，表面结痂，常绕以细线状珍珠状边缘。

④硬斑病样型：常单发于头面部；皮损呈淡黄色浸润性扁平斑块，表面光滑、发亮，边缘不清。

⑤纤维上皮瘤型：好发于背部；为一个或数个隆起结节，中等硬度，表面光滑，类似纤维瘤。

3. 组织病理学检查　有许多不同的类型，真皮内可见基底样细胞组成的瘤细胞团块，瘤细胞核大，卵圆形，胞质少，界限不清，无细胞间桥，瘤块与周围间质之间常见收缩间隙。

【治疗】

应根据年龄、部位和皮损大小综合考虑。理想的疗法是手术切除。不允许手术患者可采用光动力、激光、电灼、冷冻等治疗。或局部外用氟尿嘧啶软膏、维A酸霜、咪喹莫特等，有一定疗效。

第七节　鳞状细胞癌

鳞状细胞癌（squamous cell carcinoma）简称鳞癌，是一种起源于表皮或附属器角质形成细胞的恶性肿瘤。病因与日光照射、病毒感染、免疫抑制、砷剂等化学物质使用等有关。见图20-7-1、图20-7-2。

【诊断】

1. 多见于老年男性，好发于面部、头皮、下唇、手背、前臂等暴露部位。常在某些疾病（如角化病、慢性溃疡、盘状红斑狼疮、

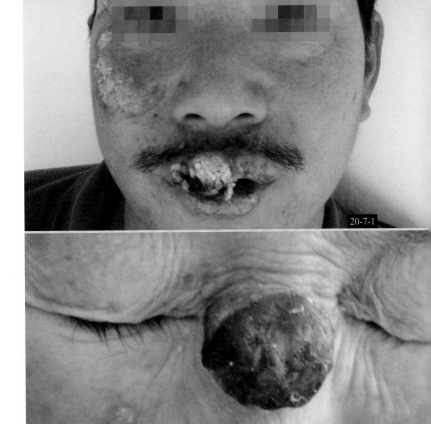

图20-7-1　鳞癌（盘状狼疮伴上唇部癌变）
图20-7-2　鳞癌（鼻根部疣状结节，质坚硬，表面结痂，翻卷成菜花状）

瘢痕等）的皮损处发生。

　　2. 皮损初起为小结节，质坚硬，以后逐渐发展成为斑块、结节、疣状损害或溃疡，溃疡表面呈颗粒状或结痂，容易出血，边缘常隆起，翻卷成菜花状，分泌物恶臭。

　　3. 主要依靠组织病理学检查确诊并分级。

【治疗】

对较小肿瘤分化良好者首选手术治疗；结合病情可选择放疗和化疗。

第八节　表皮囊肿

表皮囊肿（epidermal cyst）又称角质囊肿，是一种壁由表皮构成，内含有角质的囊肿。见图20-8-1、图20-8-2。

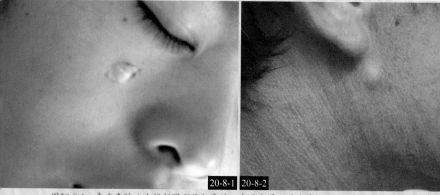

图20-8-1　表皮囊肿（右颊部圆形隆起囊肿，表面光滑，质地柔软）

图20-8-2　表皮囊肿（右颈侧圆形隆起囊肿）

【诊断】

1. 皮损呈圆形或椭圆形隆起囊肿，表面光滑，质地柔软。部分囊肿与表皮固定，中央可见栓塞的小口，挤压有角质物流出。

2. 组织病理学检查可帮助诊断。

【治疗】

主要为手术切除。

第九节　阴茎中线囊肿

阴茎中线囊肿为一种男性生殖器先天性发育异常。见图20-9-1。

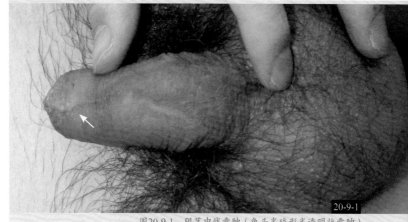

图20-9-1　阴茎中线囊肿（龟头半球形半透明状囊肿）

【诊断】

阴茎腹侧囊肿结合病理学检查即可诊断。

【治疗】

手术切除。

第十节　毛发上皮瘤

毛发上皮瘤（trichoepithelioma）又称囊性腺样上皮瘤，是源于毛源性上皮的肿瘤。多发型病例与遗传有关，多为常染色体显性遗传。见图20-10-1。

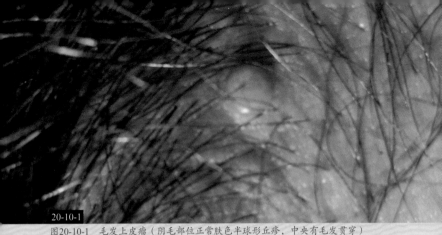

图20-10-1　毛发上皮瘤（阴毛部位正常肤色半球形丘疹，中央有毛发贯穿）

【诊断】

多发性毛发上皮瘤临床表现特殊，有家族史，儿童或青年发病，面部多发性、对称性、正常肤色丘疹或结节，易诊断。孤立性毛发上皮瘤需结合组织病理学检查才可确诊。

【治疗】

液氮冷冻、激光、手术切除治疗。

第十一节　毛母质瘤

毛母质瘤（pilomatricoma）又称良性钙化上皮瘤，是起源于有向毛母质细胞分化的原始上皮胚芽细胞。见图20-11-1。

【诊断】

1. 好发于面颈部，一般为单个皮损，为深在性质硬的结节。

2. 组织病理学检查可确诊。

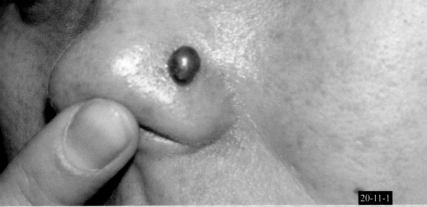

图20-11-1　毛母质瘤（左鼻翼深在性红色质硬的结节，稍隆起）

【治疗】

首选疗法为单纯切除并活检。

第十二节　汗管瘤

汗管瘤（syringoma）是一种良性的向末端汗管分化的小汗腺瘤，好发于女性，常于青春期发病。见图20-12-1。

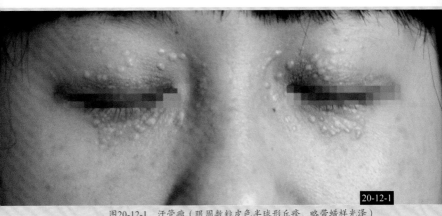

图20-12-1　汗管瘤（眼周数粒皮色半球形丘疹，略带蜡样光泽）

【诊断】

1. 临床根据发生的部位分为眼睑型、生殖器型、肢端型、发疹型。

2. 皮损为皮色或淡黄色半球形丘疹，略带蜡样光泽，一般多发，密集而不融合。

3. 组织病理学检查可帮助诊断。

【治疗】

激光或液氮冷冻治疗有效，但需注意瘢痕形成。

第十三节　皮脂腺痣

皮脂腺痣（Sebaceus nevus）是一种发育异常，由表皮、真皮和皮肤附属器所构成的器官样痣，其主要成分是皮脂腺。见图20-13-1、图20-13-2。

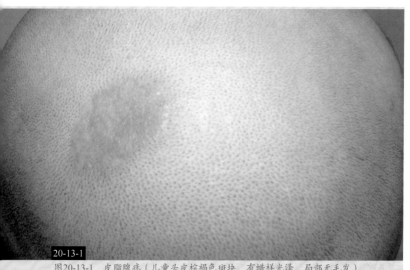

20-13-1

图20-13-1　皮脂腺痣（儿童头皮棕褐色斑块，有蜡样光泽，局部无毛发）

【诊断】

1. 好发于头皮和面部，往往在出生不久或出生时发生，多单发。

2. 局限性表面无毛的具有蜡样光泽的黄色或棕褐色斑块；在青春期损害可呈结节状、花斑状或疣状。

3. 组织病理学检查可帮助确诊。

【治疗】

可行手术切除，二氧化碳激光、液氮冷冻治疗或电干燥术等治疗。

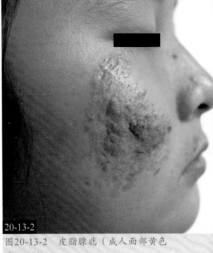

20-13-2

图20-13-2 皮脂腺痣（成人面部黄色疣状斑块）

第十四节 老年性皮脂腺增生

老年性皮脂腺增生（senile sebaceous hyperplasia）是老年皮肤内正常皮脂腺良性增大所致。是最常见的毛囊皮脂腺肿瘤。见图20-14-1。

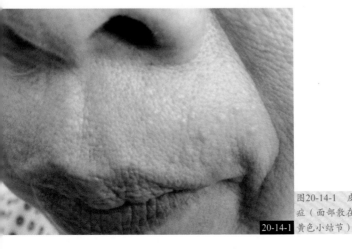

图20-14-1 皮脂腺增生症（面部散在半球形淡黄色小结节）

20-14-1

【诊断】

1. 多见于50岁以上老年男性患者的面部，以额部和颊部多见。

2. 皮损为单个或数个散在半球形小结节，质软，淡黄色或黄色，顶部中央可见一脐状凹陷。

3. 组织病理学检查见皮脂腺增生。

【治疗】

可用激光或手术治疗。

第十五节　多发性皮脂腺囊肿

多发性皮脂腺囊肿（steatocystoma multiplex）是一种含有皮脂的多发性真皮囊肿和囊壁含有皮脂腺为特征的疾病。多数病例为常染色体显性遗传。见图20-15-1。

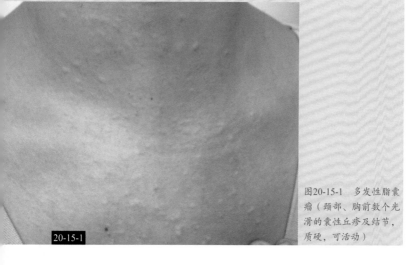

20-15-1

图20-15-1　多发性脂囊瘤（颈部、胸前数个光滑的囊性丘疹及结节，质硬，可活动）

【诊断】

1. 多发于前胸、腹部、前额、头皮、阴囊。

2. 皮损为光滑的囊肿，质硬，可活动，内含奶油样液体。

3. 组织病理学检查可确诊。

【治疗】

可采取手术切除，近年发展一种通过内镜手术进行皮下囊肿摘除术。炎症皮疹可口服异维A酸或皮损内注射糖皮质激素。

第十六节　佩吉特病（Paget's病）

佩吉特病（Paget's disease）又称为湿疹样癌，临床上表现为湿疹样皮损。本病有两型，乳房Paget's病和乳房外Paget's病；前者发生在乳房，起源于乳腺导管上皮；后者发生于乳房外其他部位，起源于顶泌汗腺导管上皮。

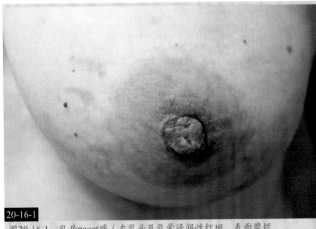

20-16-1

图20-16-1　乳房paget病（左乳头及乳晕浸润性红斑，表面糜烂结痂）

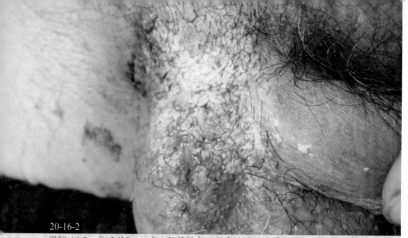

20-16-2

图20-16-2　乳房外Paget病（阴茎根部、阴囊及腹股沟浸润性红斑，表面有糜烂结痂）

【诊断】

1. 常单侧发病，如单侧乳头和乳晕，乳房外主要累及女阴、阴囊、会阴和肛周区域。见图20-16-1、图20-16-2。

2. 皮损为边界清楚的糜烂、渗出、结痂红色斑片或浸润斑块，无自愈倾向，基本无疼痛，偶有瘙痒，临床表现类似湿疹，故又称湿疹样癌。

3. 组织病理学检查发现表皮内有Paget细胞。

【治疗】

早期手术切除。

第十七节　皮肤纤维瘤

皮肤纤维瘤（dermatofibroma）是一种良性的结缔组织增生性疾病，本病病因尚不明确，有人认为是局部外伤或昆虫叮咬后成纤维细胞的反应性增生。见图20-17-1。

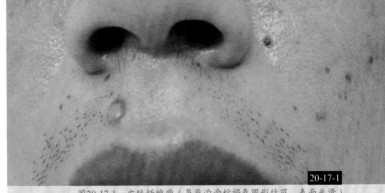

图20-17-1　皮肤纤维瘤（鼻唇沟旁棕褐色圆形结节，表面光滑）

【诊断】

1. 皮损为稍隆起质地坚实的结节，呈圆形或椭圆形，直径为 0.5～1.5cm，正常肤色、棕褐色至红棕色，表面光滑或粗糙。

2. 好发于四肢伸侧，常单发，多见于成年人。

3. 依靠组织病理学检查确诊。

【治疗】

本病为良性病变，预后良好，一般无需治疗。必要时予手术切除。

第十八节　瘢痕疙瘩

瘢痕疙瘩（keloid）在皮肤受到损伤后，结缔组织过度增生和透明变性，超过原有的损害范围而形成。患者多具有瘢痕体质。见图 20-18-1。

【诊断】

1. 好发于肩周、上背、胸骨区。

2. 皮损初起为小而坚实的红色丘疹，缓慢增大超过原损害范围，呈圆形、椭圆形或不规则形，隆起皮肤表面，表面光滑无毛，周围

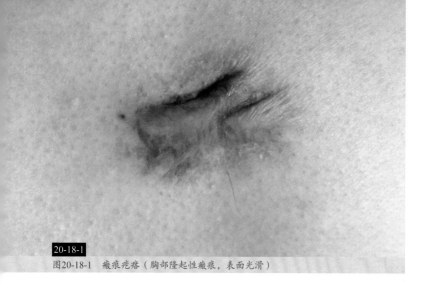

图20-18-1　瘢痕疙瘩（胸部隆起性瘢痕，表面光滑）

可见扩张的毛细血管呈树枝状增生。

3.自觉瘙痒、灼痛或刺痛。

【治疗】

皮损较小者可于皮损内注射糖皮质激素。外用糖皮质激素、维A酸霜可缓解症状。皮损较大者，可予手术切除配合放射治疗。

第十九节　隆凸性皮肤纤维肉瘤

隆凸性皮肤纤维肉瘤（dermatofibrosarcoma protuberans）是一种具有复发倾向的低度恶性软组织肿瘤；起源为组织细胞，或神经内膜或束膜细胞。见图20-19-1。

【诊断】

1. 最常见于躯干和近端肢体，头、颈、肢体远端也可见。侵犯

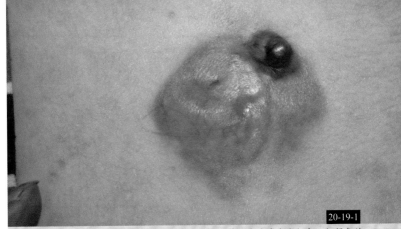

图20-19-1 隆凸性皮肤纤维肉瘤（暗色质硬斑块，其上发生多个肉红色、红褐色结节；融合成不规则隆起）

肌肉或骨骼，可通过血液系统及淋巴系统转移，最常见于肺转移。

2. 初期为暗色质硬斑块，其上发生多个肉红色、暗红色或红褐色结节；损害逐渐融合成不规则隆起。或呈萎缩性凹陷瘢痕样，可破溃。部分有疼痛或触痛。

3. 依靠组织病理学检查和免疫组化染色确诊。

【治疗】

早期诊断，早期手术治疗。切除范围应包括肿瘤边缘3cm或以上及深筋膜。

第二十节　脂肪瘤

脂肪瘤（lipoma）是由成熟脂肪细胞组成的良性肿瘤。见图20-20-1。

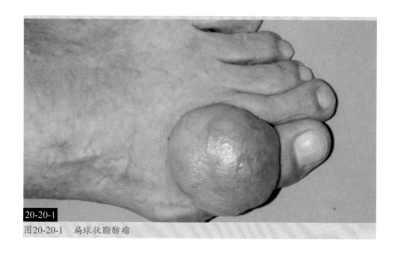

图20-20-1 扁球状脂肪瘤

【诊断】

1. 基本损害为单个或多个边界不清楚的局限性肿块,扁球状、分叶状或蒂状,质软,可移动,表面皮肤正常。

2. 组织病理学检查可确诊。

【治疗】

一般无需治疗。对于瘤体位于面颈部有碍美观的、较大的孤立性脂肪瘤,或位于关节而影响功能,或位于腹膜后而影响肠功能,或不能排除恶性者可选择手术切除。

第二十一节 表浅脂肪瘤样痣

表浅脂肪瘤样痣(nevus lipomatosus superficialis)是一种罕见的表浅良性畸形。

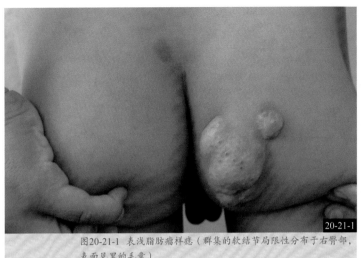

图20-21-1 表浅脂肪瘤样痣（群集的软结节局限性分布于右臀部，表面见黑的毛囊）

【诊断】

1. 皮损常于出生时即有，群集的软结节局限性分布于盆部或臀部，肤色或淡黄色，表面一般有皱褶，呈带状或孤立，无自觉症状。见图20-21-1。

2. 组织病理学检查可确诊。

【治疗】

可手术切除。

第二十二节　黑素细胞痣

黑素细胞痣（melancytic nevus）是由痣细胞组成的良性新生物。根据痣细胞在皮肤内的位置可分为交界痣、混合痣和皮内痣三种。见图20-22-1～图20-22-4。

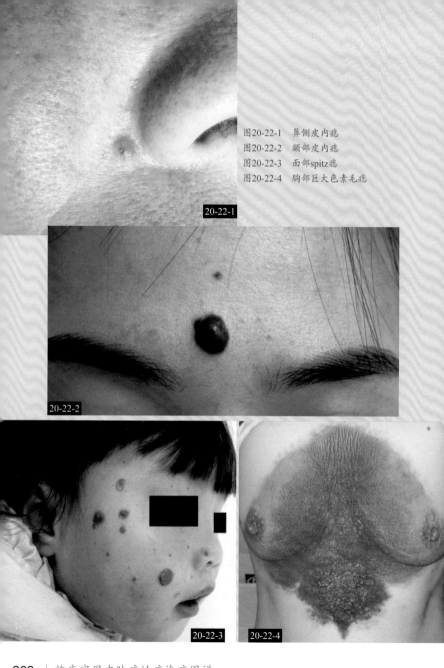

图20-22-1 鼻侧皮内痣
图20-22-2 额部皮内痣
图20-22-3 面部spitz痣
图20-22-4 胸部巨大色素毛痣

【诊断】

1. 交界痣 略高出皮面的扁平丘疹，表面光滑，无毛，呈淡棕、深褐或黑色。位于掌、跖和外阴部的痣细胞痣常为交界痣。痣细胞巢位于表皮下部或邻近真皮部位。

2. 混合痣 多见于儿童和少年，外观似交界痣，但较高起。痣细胞巢位于表皮下部及真皮。

3. 皮内痣 多见于成人，皮损为半球状隆起的丘疹或结节，淡棕褐色，表面光滑，可有毛发。痣细胞巢位于真皮内。

【治疗】

一般无需治疗。发生在掌跖、腰部、腋窝、腹股沟、肩部等易摩擦部位的交界痣、混合痣应考虑手术切除。若出现恶变体征应尽早手术切除。不推荐使用激光、液氮冷冻、高频电疗、药物腐蚀等方法。

第二十三节 恶性黑素瘤

恶性黑素瘤（malignant melanoma，MM）是一种起源于黑素细胞的恶性肿瘤。多发生于皮肤，也可见于皮肤-黏膜交界处、软脑膜和眼脉络膜等处。见图2-12、图20-23-1。

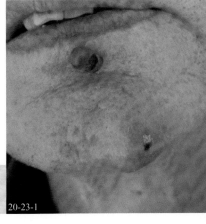

图20-23-1 结节型恶性黑素瘤（下颏部灶性隆起，伴有黑褐色结节，痣细胞痣恶变并转移）

20-23-1

【诊断】

1. 临床分型　可分为四型：恶性雀斑痣样黑素瘤、浅表扩散性黑素瘤、结节型黑素瘤和肢端黑素瘤。

2. 黑素细胞痣恶变的临床征象　皮损颜色加深，周围出现红晕；体积突然增大或在斑疹上出现丘疹；表面出现糜烂、溃疡、出血或肿胀；周围出现卫星病灶；自觉瘙痒或疼痛等。

3. 组织病理学检查　对分型、分级、治疗及预后都有十分重要的指导意义。

【治疗】

早期诊断与及时合理治疗是重要原则。手术切除是目前治疗恶性黑素瘤的最好方法，切除范围应根据肿瘤的类型、部位、浸润范围而定。有转移的患者可用联合化疗，其中最有效的药物是达卡巴嗪。放射疗法治疗本病不够理想。免疫疗法常能获得较好效果。

第二十四节　蕈样肉芽肿

蕈样肉芽肿（mycosis fungoides）又名蕈样霉菌病（MF），是一种起源于T淋巴细胞的低度恶性的皮肤原发淋巴瘤。病程呈慢性渐进性，可累及淋巴结和内脏。临床上分为红斑期、斑块期和肿瘤期三期。见图20-24-1～图20-24-4。

【诊断】

1. 临床特点

① 多形性皮疹，很难用一种皮肤病来解释。

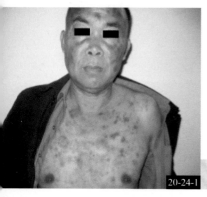

20-24-1

图20-24-1　蕈样肉芽肿（红斑期，全身红斑、鳞屑）

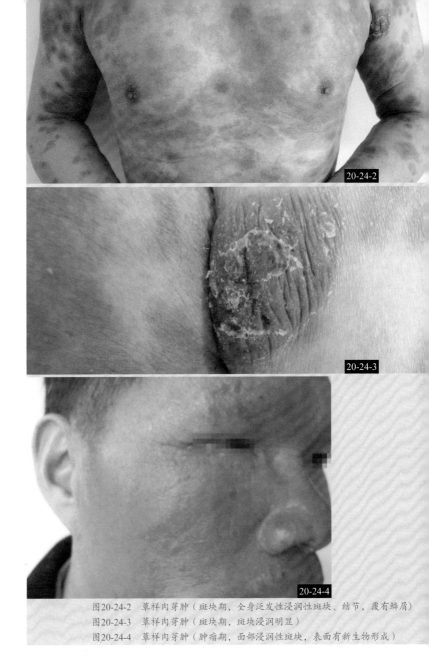

图20-24-2　蕈样肉芽肿（斑块期，全身泛发性浸润性斑块、结节，覆有鳞屑）

图20-24-3　蕈样肉芽肿（斑块期，斑块浸润明显）

图20-24-4　蕈样肉芽肿（肿瘤期，面部浸润性斑块，表面有新生物形成）

②顽固性瘙痒,用一般药物难以控制。

③皮疹数量进行性增多,浸润逐渐加重。

2. 组织病理学特点

①亲表皮现象。

②蕈样肉芽肿细胞。

③T细胞浸润模式。

3. 分期和分类诊断 除临床和组织病理学分三期以外,还要按照皮肤T细胞淋巴瘤的分类标准对患者的病情进行评估,以指导治疗及判断预后。

【治疗】

1. 应按本病的分期选择治疗方案,早期、中期以免疫疗法、对症治疗和局部治疗为主;晚期患者可用放射或化疗。

2. 局部治疗 可选用糖皮质激素霜剂或油膏、氮芥、卡莫司汀、窄谱UVB、PUVA、浅层X线及电子束照射等。

3. 全身治疗

① 化疗:以联合化疗为主,如COPP方案(环磷酰胺、长春新碱、泼尼松、盐酸丙卡巴肼)或MOPP方案(氮芥、长春新碱、泼尼松、盐酸丙卡巴肼)等。

② 免疫疗法:目的在于提高机体免疫功能,增强对肿瘤细胞的杀伤能力,包括转移因子(每周1次,每次1 U,皮下注射)、胸腺素(每周2次,每次2ml,肌内注射)、干扰素等。

③ 维A酸类药物有一定疗效。

第二十五节　血管瘤

血管瘤(hemangioma)起源于中胚叶,由一类新生的血管增生而形成的良性肿瘤。多见于婴儿或儿童。见图20-25-1 ～图20-25-4。

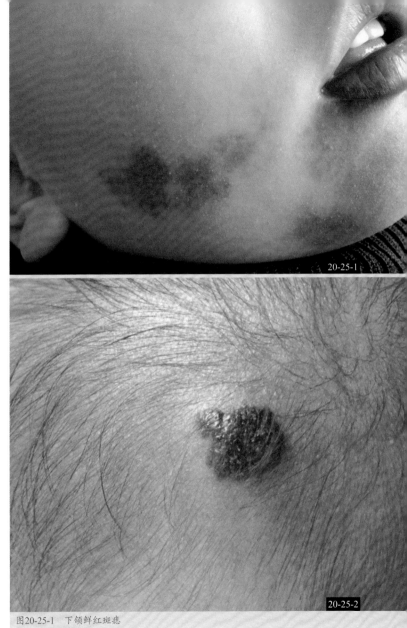

图20-25-1　下颌鲜红斑痣
图20-25-2　头皮草莓状血管瘤

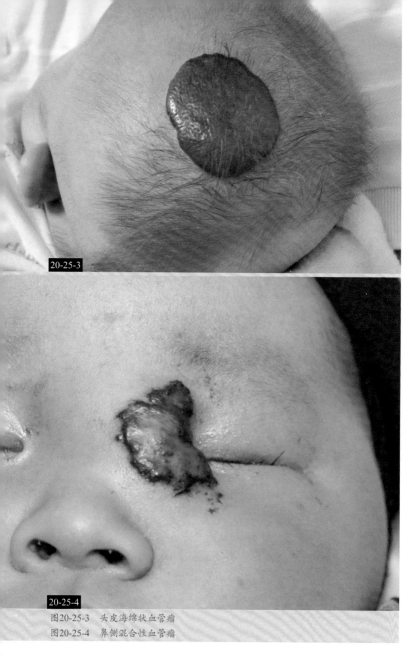

图20-25-3　头皮海绵状血管瘤

图20-25-4　鼻侧混合性血管瘤

【诊断】

临床上可分为四型。

(1) **鲜红斑痣** 又称葡萄酒状痣或毛细血管扩张痣，多发于枕部、鼻梁部、前额眉间或面部及四肢一侧。出生时或出生后不久即可出现，随年龄增大，到成年期可停止生长，但一般终身不消退。皮损为淡红色至紫红色一片或数片斑片，压之褪色，表面光滑，边界清楚，但部分可呈结节或疣状增生。

(2) **草莓状血管瘤** 好发于头面部，也可发生于躯干、四肢。1岁内迅速生长，以后生长缓慢或处于停止状态，约75%患者在7岁前皮损可自行消退。皮损表现为1个或数个高出皮肤表面的鲜红色柔软而分叶的肿瘤，形似草莓，压之不褪色。

(3) **海绵状血管瘤** 多见于头、面、四肢，出生后不久即出现。位于皮肤和黏膜下，呈大而不规则的结节状或斑块状柔软肿物，表面皮肤可正常、淡蓝色或紫蓝色，易于压缩，如海绵状。除皮肤外，也可发生于其他脏器，有时能引起内脏出血。海绵状血管瘤多为良性。

(4) **混合性血管瘤** 由两种血管瘤混合，而以一种为主。

【治疗】

1. 部分血管瘤可自行消退，因此可观察一段时间。

2. **激光治疗** 染料激光、铜蒸气激光、脉冲激光等对鲜红斑痣和草莓状血管瘤有效。

3. **手术切除** 较大的血管瘤可手术切除。

4. **硬化剂** 5%鱼肝油酸钠0.1～0.5ml，血管瘤底部注射，每周1次。

5. **其他** 液氮冷冻治疗、放射治疗等。

第二十六节　老年性血管瘤

老年性血管瘤（senile angioma）又称为樱桃状血管瘤（cherry

angioma）。发生于成年早期，以后增多增大。见图20-26-1。

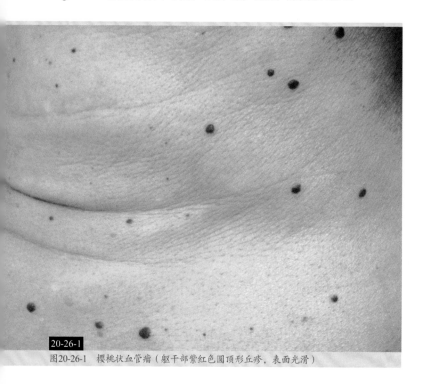

20-26-1

图20-26-1　樱桃状血管瘤（躯干部紫红色圆顶形丘疹，表面光滑）

【诊断】

皮损为鲜红色至紫色圆顶形丘疹，表面光滑，结合组织病理学检查，不难诊断。

【治疗】

多数无需治疗，仅解释本病为良性以消除顾虑。也可激光、冷冻治疗。

第二十七节　血管角皮瘤

血管角皮瘤（angiokeratoma）是一组以扩张的薄壁血管，其上表皮增生伴一定程度的角化过度的良性血管肿瘤。见图20-27-1。

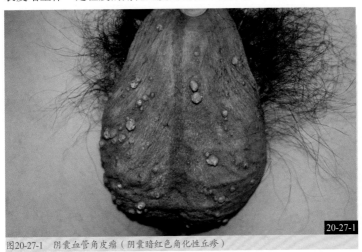

图20-27-1　阴囊血管角皮瘤（阴囊暗红色角化性丘疹）

【诊断】

1. 表现为角化性丘疹或结节，红蓝色、深红色或黑色，抓破后易出血。

2. 组织病理学检查有特征性改变。

【治疗】

丘疹型，可予手术切除；多发者可采用冷冻、激光或手术治疗。

第二十八节 化脓性肉芽肿

化脓性肉芽肿（pyogenic granuloma）是一种与皮肤外伤有关的毛细血管和小静脉分叶状增生，为后天性良性结节状增生，与感染无关。见图20-28-1。

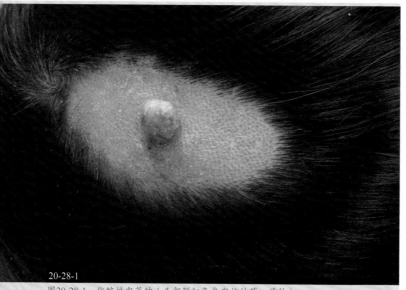

20-28-1

图20-28-1 化脓性肉芽肿（头部鲜红色息肉状结节，质软）

【诊断】

1. 外伤后发生。

2. 皮损为单个鲜红色或棕红色小丘疹或息肉状结节，表面可糜烂、结痂或溃疡，轻微外伤即易出血。

3. 结合组织病理学检查可明确诊断。

【治疗】

可选择电干燥法、激光、冷冻和手术切除。

第二十九节　卡波西肉瘤

卡波西肉瘤（kaposi sarcoma）又名多发性特发性出血性肉瘤，是一种主要累及皮肤的多中心性肿瘤。见图20-29-1、图20-29-2。

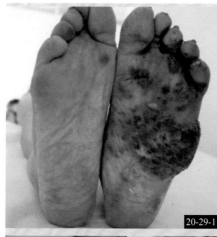

图20-29-1　经典型卡波西肉瘤（足底部蓝红色草状肿瘤，表面破溃结痂）

图20-29-2　艾滋病相关型卡波西肉瘤（双手掌蓝红色丘疹，融合成斑块，HIV阳性）

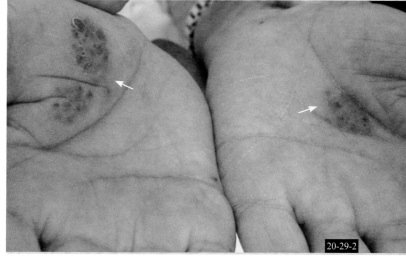

【诊断】

1. 临床分为经典型、非洲型、医源性免疫抑制患者型、艾滋病相关型。

2. 经典损害为蓝红色斑疹、丘疹、斑块、结节状或蕈状肿瘤。

3. 组织病理学检查可明确诊断。

4. T细胞亚群数量及功能检查，HIV检查等对分型、治疗及判断预后有价值。

【治疗】

依据不同类型选择不同的治疗方案。局部可选择手术切除或激光、液氮冷冻、高剂量干扰素局部注射；放疗在孤立性和播散性皮肤黏膜皮损的治疗中起重要作用；进展迅速者需用化疗。

第三十节　神经纤维瘤病

神经纤维瘤病(neurofibromatosis)为常染色体显性遗传病，是基因缺陷使神经嵴细胞发育异常导致的多系统损害。见图20-30-1。

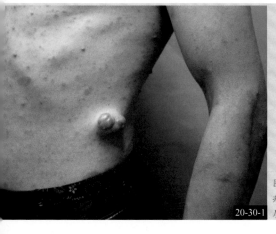

图20-30-1　Ⅰ型神经纤维瘤病（躯干及上肢丘疹、结节，质软，周边多发咖啡斑）

20-30-1

【诊断】

1.根据临床表现和基因定位分为神经纤维瘤病Ⅰ型（NFⅠ）和Ⅱ型（NFⅡ）。

2.NFⅠ诊断标准（美国NIH，1987）　6个或6个以上牛奶咖啡斑，青春期前最大直径＞5mm，青春期后＞15mm；腋窝和腹股沟区雀斑；2个或2个以上神经纤维瘤或丛状神经纤维瘤；一级亲属中有NFⅠ患者；2个或2以上Lisch结节；骨损害。

3.NFⅡ诊断标准　影像学确诊双侧听神经瘤，一级亲属患NFⅡ伴一侧听神经瘤，或伴神经纤维瘤、脑（脊）膜瘤、胶质瘤、施万细胞瘤中的两种，青少年后囊下晶状体浑浊。

【治疗】

尚无良好疗法，依据不同类型选择不同治疗方案，对于皮损严重妨碍美容，肿瘤生长迅速的患者，局部可选择手术切除或激光。

第三十一节　神经鞘瘤

神经鞘瘤（neurilemmoma）又名施万细胞瘤，是由周围神经的施万鞘（即神经鞘）所形成的肿瘤，为良性肿瘤。见图20-31-1。

【诊断】

1.皮肤损害常发生于四肢，尤其是屈侧较大神经所在的部位，其他如颈部、面部、头皮、眼部及眶部也可发生。

2.肿瘤为散在柔软肿块，通常无自觉症状，但有时伴有疼痛及压痛。

3.组织病理学检查可明确诊断。

【治疗】

原则上为手术切除，可将肿瘤完整摘除而不损伤神经。

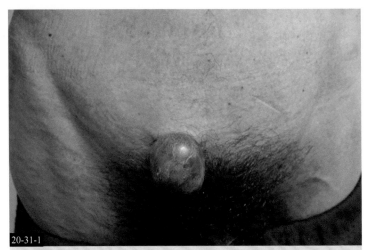

图20-31-1　神经鞘瘤（下腹部圆形结节，质中）

第二十一章
性传播疾病

第一节　梅毒

　　梅毒（syphilis）是由梅毒螺旋体引起的一种慢性经典的性传播疾病。可侵犯人体所有器官，临床表现复杂，梅毒疹犹如"变色龙"样与多种皮肤病的皮疹相似。早期主要侵犯皮肤黏膜，晚期易侵犯心血管和中枢神经系统。临床分为先天性梅毒和后天性梅毒两类。①先天性梅毒：通过胎盘传播，可致流产、早产、死胎。②后天性梅毒：主要通过性接触和血液传播，分早期梅毒（包括一期梅毒和二期梅毒）和晚期梅毒（三期梅毒）。见图21-1-1～图21-1-10。

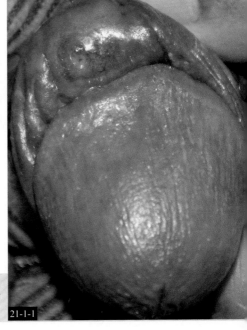

图21-1-1　一期梅毒（典型硬下疳，包皮红色结节，质硬、表面破溃，有少量浆液性分泌物）

21-1-1

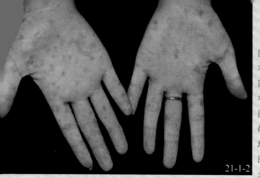

图21-1-2 二期梅毒（双手掌散在分布的红色斑疹，领圈状脱屑）

图21-1-3 二期梅毒（双足底散在分布的圆形铜红色斑疹，不融合）

图21-1-4 二期梅毒（背部散在分布的椭圆形的环状脱屑性红斑，皮疹似玫瑰糠疹样）

图21-1-5 二期梅毒（背部散在黄豆大红色斑疹、斑丘疹）

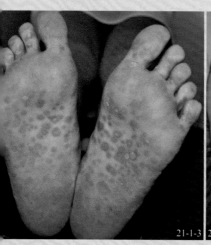

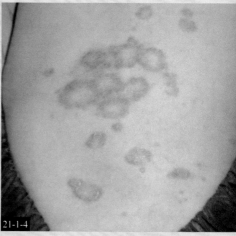

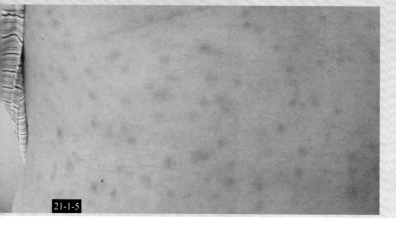

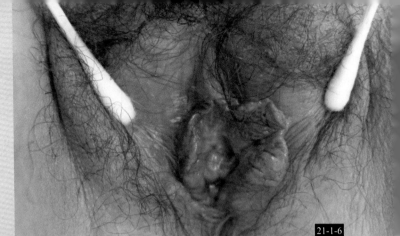

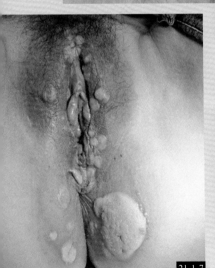

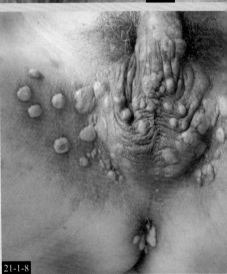

图21-1-6 扁平湿疣（外生殖器散在分布的稍高出皮面的扁平丘疹，境界清楚，表面湿润）

图21-1-7 扁平湿疣（外生殖器、肛周多处高出皮面的扁平丘疹或扁平斑块，境界清楚，表面湿润，覆有灰白色薄膜）

图21-1-8 多发性扁平湿疣

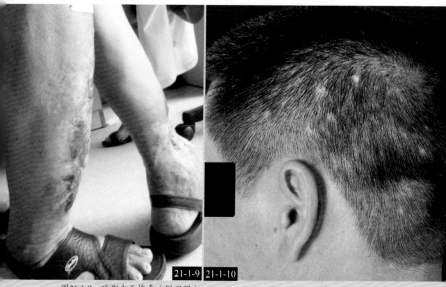

21-1-9 21-1-10

图21-1-9　晚期先天梅毒（佩刀胫）

图21-1-10　三期梅毒虫蚀性脱发

【诊断】

梅毒的分期诊断标准。

1. 一期梅毒

（1）疑似病例　有接触史，潜伏期2～3周，临床表现符合硬下疳特点，可伴有淋巴结肿大。

（2）确诊病例　疑似病例加一期梅毒实验室检查中一项阳性。

2. 二期梅毒

（1）疑似病例　有接触史，可有一期梅毒史，病期2年以内，符合二期临床表现。

（2）确诊病例　疑似病例加二期梅毒实验室检查中一项阳性。

3. 三期梅毒

（1）疑似病例　有接触史，可有一期或二期梅毒史，病期2年以上，符合三期临床表现。

（2）确诊病例 疑似病例加三期梅毒实验室检查中一项阳性。

4. **潜伏梅毒** 有接触史，血清梅毒试验阳性，但无临床症状体征，且除外其他可引起血清梅毒试验阳性的疾病。

【治疗】

诊断明确后应立即尽早、足量、规范化治疗。治疗药物首选青霉素，对青霉素过敏者可用四环素或红霉素。

1. **早期梅毒** 普鲁卡因青霉素80万单位肌注，每天1次，连续10～15天，总量800万～1200万单位；苄星青霉素240万单位，分臀肌注，每周1次，共2～3次。青霉素过敏者用盐酸四环素、红霉素，500mg，每天4次，口服，连续15天；多西环素100mg，每天2次，口服，连续15天。

2. **晚期梅毒治疗** 普鲁卡因青霉素80万单位肌注，每天1次，连续20天；苄星青霉素240万单位，分臀肌注，每周1次，3～4次。青霉素过敏者选用药物同早期梅毒，疗程为30天。

3. **心血管梅毒** 应住院治疗，除外心功能不全后，开始驱梅治疗。首选水剂青霉素，肌注：第1天剂量10万单位；第2天10万单位，每天2次；第3天20万单位，每天2次；第4天起普鲁卡因青霉素，80万单位，肌注，每天1次，连续15天为1个疗程，疗程间休药2周，通常给予2个疗程；必要时可给予多个疗程。驱梅治疗前一天口服泼尼松10mg/次，每天2次，连用3天，以预防雅里希-赫克斯海默反应（吉海反应）的发生。对青霉素过敏者处理同晚期梅毒。

4. **神经梅毒** 应住院治疗，首选水剂青霉素：静滴，200万～400万单位，每4h 1次，即每天量1200万～2400万单位，连续10～14天。继之肌注苄星青霉素240万单位，每周1次，连续3次。驱梅治疗前一天口服泼尼松10mg/次，每天2次，连用3天。对青霉素过敏者处理同晚期梅毒。

5. **妊娠梅毒** 依据妊娠梅毒的分期，采用相应的驱梅方案（禁服四环素、多西环素），但妊娠头3个月和妊娠末3个月各进行1个疗程。

6. 先天梅毒

① 早期先天梅毒：脑脊液异常者,选用水剂青霉素静滴，10万～15万单位/（kg·d），分2～3次，或普鲁卡因青霉素肌注，5万单位/（kg·d），每天1次，连续10～14天。脑脊液正常者，选用苄星青霉素单次5万单位/kg，分臀肌注。

② 晚期先天梅毒：选用水剂青霉素静滴，20万～30万单位/（kg·d），分4～6次，或普鲁卡因青霉素肌注，5万单位/（kg·d）（但不超过成人同期患者的治疗用量），每天1次，连续10～14天。可考虑给1～2个疗程。对青霉素过敏者，可用红霉素治疗，10～15mg/（kg·d），分4次口服，连服30天。10岁以下儿童禁用四环素。

第二节　淋病

淋病（gonorrhea）是由淋病双球菌引起的泌尿生殖系统为主的化脓性感染，还可有眼、咽、直肠和播散性淋菌感染。主要通过性交传播，少数通过间接传染。临床特征为尿频、尿急、尿痛与尿道口溢脓。见图21-2-1。

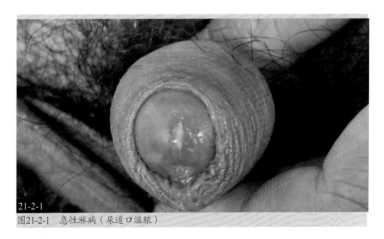

21-2-1

图21-2-1　急性淋病（尿道口溢脓）

【诊断】

1. 有性接触史。

2. 潜伏期为1～10天，平均为3～5天。

3. 临床表现　无合并症的淋病男性表现为尿道炎症状，如尿频、尿急、尿痛和尿道口溢脓。女性除尿道炎外，尚有淋球菌性外阴阴道炎、宫颈炎。有合并症的淋病男性表现为前列腺炎、附睾炎、精囊炎等。女性表现为子宫内膜炎、输卵管炎、盆腔炎等。

4. 实验室检查　尿道或宫颈分泌物涂片查到G^-双球菌，淋球菌培养阳性。

【治疗】

1. 早诊断、及时、足量、规律用药。

2. 同时诊疗性伴。

3. 注意合并衣原体、支原体感染等其他性传播性疾病的治疗。

4. 治疗可用头孢曲松、大观霉素、氧氟沙星、米诺环素、阿奇霉素等。

（1）单纯性淋病　可选用头孢曲松250mg、头孢噻肟1g或大观霉素2g（宫颈炎4g），一次肌注；环丙沙星500mg或氧氟沙星400 mg，一次口服。

（2）有合并症淋病　头孢曲松250～500mg或大观霉素2g，每天1次，肌注，连续10天。

（3）播散性淋病　头孢曲松1g/d，肌注或静脉注射，或大观霉素2g，肌注，每天2次，连续10天以上。淋菌性脑膜炎患者的疗程延长至2周，心内膜炎患者的疗程需4周以上。

第三节　尖锐湿疣

尖锐湿疣（condyloma acuminatum）是由人类乳头瘤病毒（HPV）感染所致的外生殖器、肛门等部位乳头瘤样赘生物。见图21-3-1～图21-3-5。

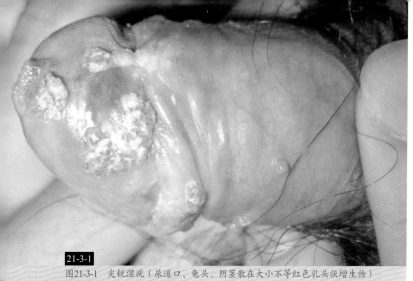

图21-3-1　尖锐湿疣（尿道口、龟头、阴茎散在大小不等红色乳头状增生物）

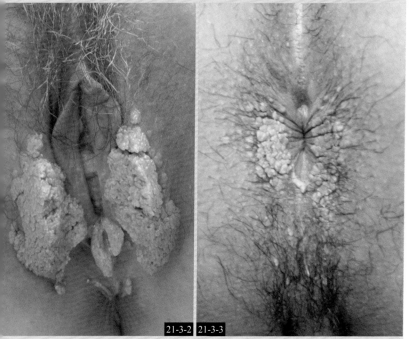

图21-3-2　尖锐湿疣（外阴部见菜花状增生物，周边见散在分布的小疣体）

图21-3-3　尖锐湿疣（肛周多处散在或融合的灰红色疣体，表面粗糙）

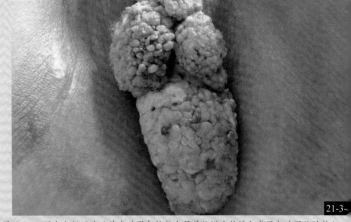

图21-3-4 巨大尖锐湿疣（外生殖器部位数个菜花状增生物堆积成巨大鸡冠状肿物）

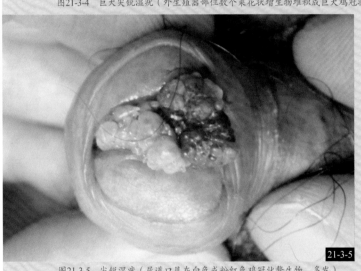

图21-3-5 尖锐湿疣（尿道口见灰白色或粉红色鸡冠状赘生物，多发）

【诊断】

1. 潜伏期为2周至8个月。

2. 好发于冠状沟、龟头、包皮及系带、尿道口、大小阴唇、会阴、肛门、宫颈等处。

3. 初为淡红色丘疹，渐增大成乳头状、菜花状或鸡冠状赘生物，可呈灰白色或粉红色，常多发。无明显自觉症状。

4. 醋酸白试验阳性。

5. 组织病理学检查见棘细胞空泡变性。

6. 阴道或宫颈细胞涂片、巴氏染色可见到空泡化细胞和角化不良细胞。

7. HPV DNA检查阳性。

【治疗】

1. 局部治疗　0.5%鬼臼毒素酊外涂2次/日，每周连用3日。或5%咪喹莫特霜每周外用2～3次，6～10h后冲洗。

2. 物理疗法　激光、电灼、微波、冷冻、光动力治疗等。

3. 免疫治疗　可予干扰素、转移因子等配合治疗。

4. 手术治疗　适用于单发或巨大尖锐湿疣。

第四节　生殖器疱疹

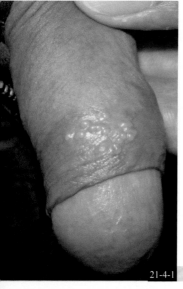

生殖器疱疹（genital herpes）是由单纯疱疹病毒引起的一种性传播疾病。在发热、劳累等机体抵抗力下降时易复发。反复发作时称为复发性生殖器疱疹。见图21-4-1。

21-4-1　图21-4-1　生殖器疱疹

【诊断】

1. 有接触史，原发性感染的潜伏期3～14天。

2. 多见于龟头、包皮、阴茎、大小阴唇、宫颈等。男性同性恋者可累及肛门、直肠。

3. 初起为成群的小丘疹，有痒感，迅速变成小水疱，发生点状糜烂或溃疡，自觉疼痛。2～3周自愈。

4. 复发性生殖器疱疹较原发性皮损和自觉症状轻，病程较短。

5. Tzanck涂片可见核内包涵体和多核巨细胞。

6. 病毒培养阳性；特异性抗原检查阳性；病毒DNA检查阳性。

【治疗】

1. 全身疗法

（1）原发性生殖器疱疹　口服抗病毒药物，选用阿昔洛韦0.2g，每天5次，或泛昔洛韦0.25g，每天3次，或伐昔洛韦300mg，每天2次，连服7～10天。

（2）复发性生殖器疱疹　在前驱症状时或损害24h内的治疗时机最好。选用上述药物，连服5天；频繁复发（1年复发6次以上）者，可用抑制疗法减少复发次数。

2. 局部治疗　保持局部清洁干燥，外涂阿昔洛韦软膏等。

第五节　获得性免疫缺陷综合征（艾滋病）

艾滋病（acquired immune deficiency syndrome，AIDS）是由人类免疫缺陷病毒（human immunodeficiency virus，HIV）感染后，引起$CD4^+$辅助T淋巴细胞大量破坏，导致人体免疫功能严重缺陷，从而诱发多种严重的条件致病菌感染和恶性肿瘤，最终导致死亡的一种传染病。传播主要通过三个途径：性接触、血液传播、母婴传播。易感人群包括男性同性恋、双性恋、妓女和静脉吸毒者，其次为患

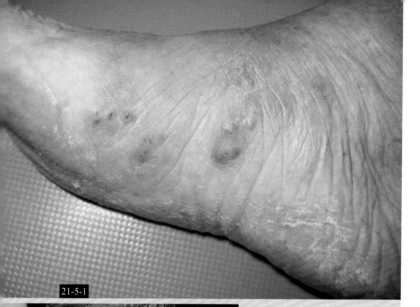

21-5-1

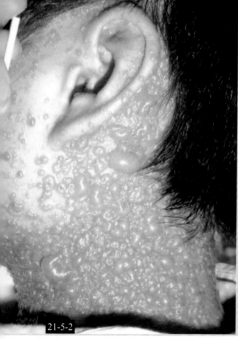

21-5-2

图21-5-1　艾滋病伴发卡波西肉瘤

图21-5-2　艾滋病伴发泛发性带状疱疹

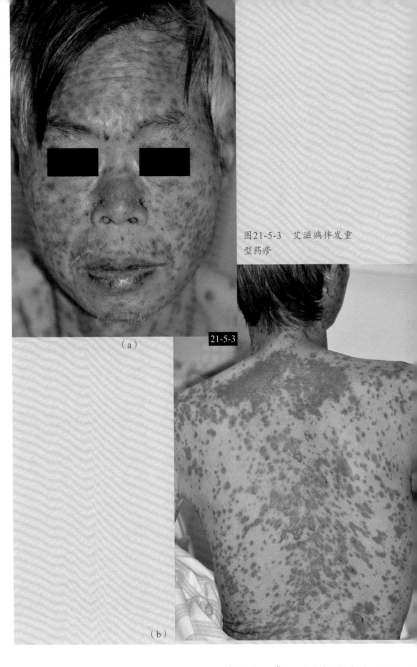

图21-5-3　艾滋病伴发重
型药疹

21-5-3

（a）

（b）

者的子女及常用血液制品者。见图21-5-1、图21-5-2。

【诊断】

我国艾滋病诊断标准。

1. HIV感染者　血清初筛试验阳性和确证试验阳性。

2. 确诊　艾滋病病毒抗体阳性，具备下列一项，可确诊为艾滋病：①近期内（3～6个月）体重减轻10%以上，且持续发热38℃达1个月以上；②近期内（3～6个月）体重减轻10%以上，且持续腹泻（每天3～5次）1个月以上；③卡氏肺囊虫性肺炎；④卡波西肉瘤；⑤明显的真菌或其他条件致病菌感染。

艾滋病病毒抗体阳性，体重减轻、发热、腹泻症状接近上述标准且具备以下任何一项可确诊为艾滋病：① $CD4^+/CD8^+$ 比值 <1，$CD4^+$ 细胞计数下降；②全身淋巴结肿大；③明显的中枢神经系统占位性病变的症状与体征，出现痴呆、辨别能力丧失、运动功能障碍。

【治疗】

目前无特效疗法。无症状感染者，需加强休息和营养。对有症状者，需进行包括抗HIV、针对合并症、支持、免疫调节和心理疏导等治疗。

抗HIV的药物：目前多主张早期、联合用药。目前采用所谓"鸡尾酒"式的混合药物治疗方法，即用蛋白酶抑制药与逆转录酶抑制药联合治疗，取得了较好的疗效。

第二十二章
其他疾病

第一节　波伊茨-耶格综合征

波伊茨-耶格综合征（Peutz-Jeghers syndrome）又称色素沉着-息肉综合征（pigmentation-polypsis syndrome）。见图22-1-1、图22-1-2。

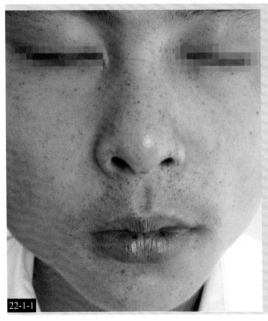

22-1-1

图22-1-1　波伊茨-耶格综合征（口周、下唇的褐色、黑色斑点，境界清楚）

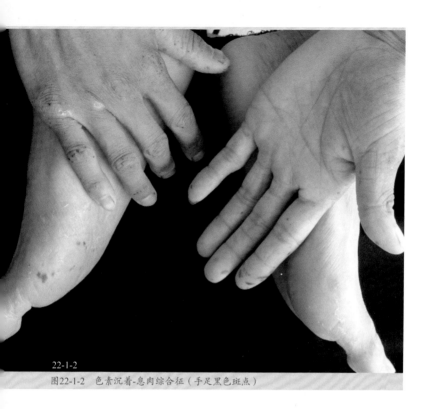

22-1-2

图22-1-2 色素沉着-息肉综合征（手足黑色斑点）

【诊断】

1. 该病为常染色体显性遗传性疾病，多数患者有家族史。

2. 口周、下唇、口腔黏膜的褐色、黑色斑点，境界清楚，也可发生于手足部。

3. 伴有胃肠道息肉，最常见于小肠。可有各种复发性的胃肠道症状。

【治疗】

1. Q开关紫翠宝石激光治疗有效。

2. 胃肠道息肉严重者可采取外科手术。

第二节　急性发热性嗜中性皮病

急性发热性嗜中性皮病又称Sweet综合征，主要表现为发热，四肢、面、颈部有隆起性疼痛性红色斑块。根据病因分为经典型、肿瘤型、药物型、妊娠型四型。见图22-2-1、图22-2-2。

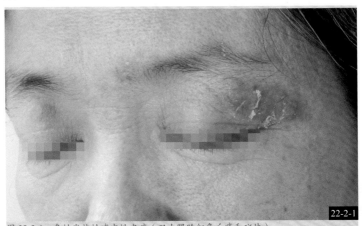

22-2-1

图 22-2-1　急性发热性嗜中性皮病（双上眼睑红色丘疹和斑块）

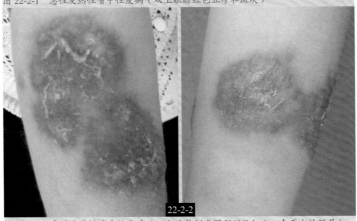

22-2-2

图 22-2-2　急性发热性嗜中性皮病（双上肢伸侧类圆形环状红斑，表面少许脱屑）

【诊断】

1. 触痛性红色丘疹和斑块，表面呈乳头状或颗粒状，似假性水疱；损害最常见于上肢、头颈。

2. 发热或流感样症状，肌痛、关节痛；眼结膜炎、巩膜外层炎。

3. 20%出现恶性肿瘤，常见为急性白血病。

4. 外周血中性粒细胞增多。

5. 应与多形红斑、持久性隆起性红斑、结节性红斑鉴别。

【治疗】

依据病因进行治疗；口服糖皮质激素，或选用氨苯砜、碘化钾、秋水仙碱、非甾体消炎药、免疫抑制药等治疗。

第三节　布鲁克-施皮格勒综合征（Brooke-Spiegler综合征）

见图22-3-1、图22-3-2。

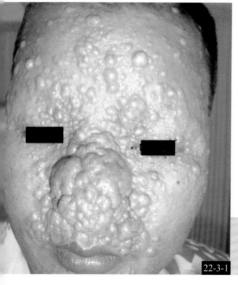

图22-3-1　表型差异的布鲁克-施皮格勒综合征（面部，尤其是鼻部多发圆形肤色坚硬丘疹或结节，黄豆到蚕豆大小，部分融合成团）

22-3-1

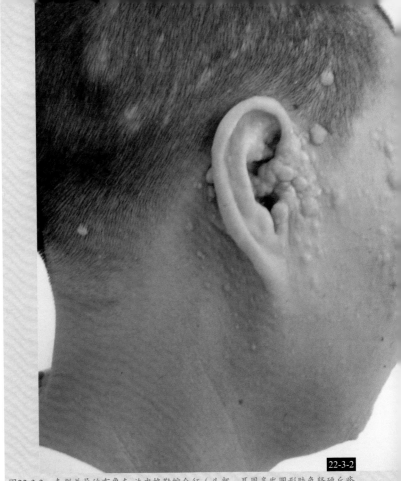

图22-3-2　表型差异的布鲁克-施皮格勒综合征（头部、耳周多发圆形肤色坚硬丘疹或结节，米粒到黄豆大小，部分结节融合）

【诊断】

1. 为多发性家族性毛发上皮瘤，常染色体显性遗传，先天性遗传性疾病。

2. 常发生于女性，幼年发病，随年龄增长皮损逐渐增多。

3. 皮损分布于面部，尤其是鼻唇沟周围的多发圆形肤色坚硬丘疹或结节，单个皮损直径为2～8mm。常伴有圆柱瘤和小汗腺螺旋腺瘤。

4. 组织病理学检查有两个特征：角囊肿、实体性肿瘤团块。

第四节　萎缩纹

萎缩纹（striae distensae）为皮肤因膨胀出现条状萎缩，初起为淡紫红色，以后转变为淡白色，又称膨胀纹。见图22-4-1。

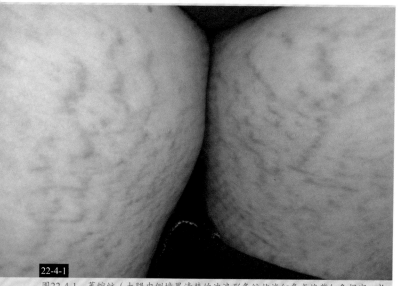

22-4-1

图22-4-1　萎缩纹（大腿内侧境界清楚的波浪形条纹状淡红色或淡紫红色损害，长短不一，高出皮面，与皮纹走向一致）

【诊断】

1. 发生可能与肾上腺皮质激素分泌过多而分解弹力纤维蛋白引起。

2. 常见于妊娠妇女，青春期女性青少年。还可见于肥胖者、库欣综合征患者及长期使用糖皮质激素者。

3. 皮损初起为境界清楚的波浪形条纹状淡红色或淡紫红色损害，长短不一，高出皮面，与皮纹走向一致，以后渐变成白色，表皮萎缩，轻微凹陷，表面光滑而有光泽，可见细微皱纹及皮肤血管纹理，触之柔软，无自觉症状。

4. 皮损多分布于腹部、臀、大腿、腰部、膝部及乳房等部位。

【治疗】

1. 目前无有效治疗方法。

2. 找出病因，针对病因治疗。必要时行内分泌功能检查。

第五节　嗜酸性粒细胞增多综合征

嗜酸性粒细胞增多综合征（hypereosinophilic syndrome）是一组病因不明、血及骨髓嗜酸性粒细胞持续增多、组织中嗜酸性粒细胞浸润为特征的一类疾病。见图22-5-1。

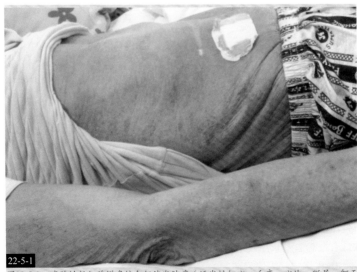

22-5-1

图22-5-1　嗜酸性粒细胞增多综合征伴发肺癌（泛发性红斑、丘疹、斑块、脱屑，躯干浸润性斑块）

【诊断】

1. 病因不明，男性中年多见。

2. 皮疹分为两大类：荨麻疹和血管性水肿；红斑、丘疹和结节。皮疹分布为全身性，无好发部位。自觉瘙痒或剧痒。皮疹持续，或缓解后复发。

3. 可有全身症状，如发热、疲倦、体重下降、水肿、关节肿痛、肌肉疼痛、肌无力等。可有心血管系统、呼吸系统、神经系统等其他系统损害表现。

4. 外周血嗜酸性粒细胞持续性升高。骨髓中嗜酸性粒细胞增多，绝对计数超过 $1500×10^6$/L 达 6 个月以上。

5. 除嗜酸性粒细胞性白血病外，多数呈慢性经过，病死原因为嗜酸性粒细胞增多性心肌病和心脏扩大引起的心力衰竭，此外有肝肾功能障碍。

6. 除外嗜酸性粒细胞增多的其他疾病，如寄生虫病、过敏性疾病等。

【治疗】

1. 使用糖皮质激素。

2. 使用免疫抑制药。

3. 使用雷公藤和其他中药治疗。

4. 使用肥大细胞稳定剂，色甘酸钠200mg，每天4次。

第六节　贝赫切特综合征

贝赫切特综合征（Behcet's syndrome，白塞病）是一种多系统自身免疫性疾病，又称眼-口-生殖器综合征。临床表现为反复性口腔溃疡、生殖器溃疡、虹膜炎、皮肤血管炎、关节炎，也可出现多系统病变。病因尚不明确，与感染、自身免疫、遗传因素等相关。见图22-6-1～图22-6-7。

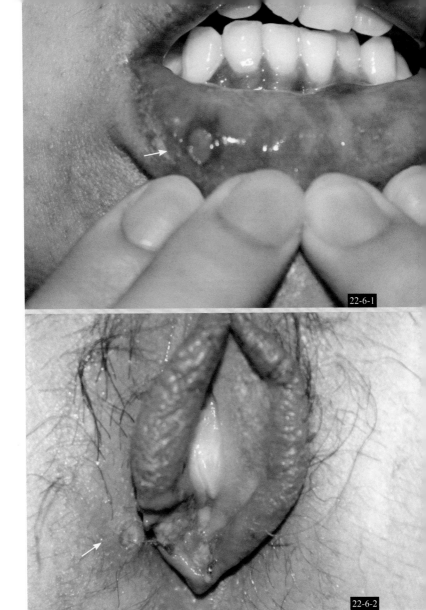

图22-6-1　贝赫切特综合征（口腔溃疡）

图22-6-2　贝赫切特综合征（外阴部溃疡）

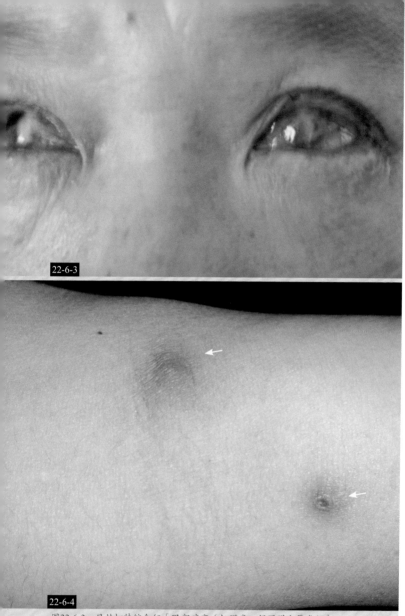

图22-6-3　贝赫切特综合征［眼部病变（虹膜炎、视网膜血管炎）］

图22-6-4　贝赫切特综合征（毛囊炎样丘疹）

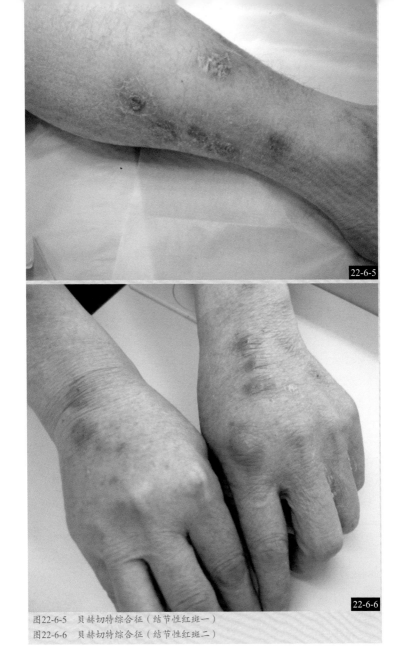

图22-6-5　贝赫切特综合征（结节性红斑一）
图22-6-6　贝赫切特综合征（结节性红斑二）

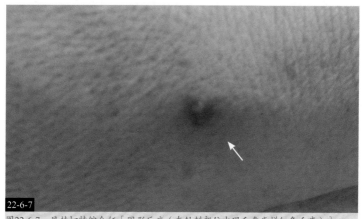

图22-6-7　贝赫切特综合征［同形反应（在针刺部位出现毛囊炎样红色丘疹）］

【诊断】

1. 本病以青壮年为主，多见于20～30岁。

2. 复发性口腔溃疡　约为98%，每年至少发作3次，好发于颊黏膜、舌、牙龈及腭，重者可累及咽、喉、鼻腔和食管。皮损呈圆形或椭圆形疼痛性溃疡，边界清楚，基底覆盖黄色坏死组织，周围可见红晕，可持续1～2周后消失，但又可反复发作。

3. 眼部病变　一般发生较晚，常见为虹膜炎、视网膜血管炎等，可导致青光眼、白内障和失明。

4. 复发性生殖器溃疡　发生率约为80%，男性好发于阴囊、阴茎和龟头。女性主要见于阴唇、阴道、子宫颈。两者均可发生于会阴、肛门、直肠内。损害与口腔溃疡类似，但溃疡深而大，愈后遗留瘢痕。

5. 皮损　发生率仅次于口腔溃疡，皮损类型多样，可有结节、丘疹、水泡、脓疱、痤疮样皮损、毛囊炎、多形红斑等，其中以结节性红斑样皮损最多见。40%～70%针刺反应阳性，是贝赫切特综合征特有的，具有一定的诊断意义。

6. 其他　可有骨关节或内脏受累表现，如神经系统、心血管、肺、胃肠道病变等。

【治疗】

1. 局部治疗　口腔溃疡可外用糖皮质激素、抗生素及利多卡因等药膜，或其他药物含化或喷雾等。生殖器巨大溃疡者可采用局部注射等。

2. 全身治疗　糖皮质激素能迅速有效地控制和改善症状，故用于病情严重者；对糖皮质激素疗效差或无效时，可改用或加用免疫抑制药；非甾体消炎药对发热、关节炎、皮肤结节性红斑有一定的疗效。沙利度胺对口腔和外阴溃疡有效。

第七节　结节性非化脓性脂膜炎

本病病因不明。可能与脂肪代谢障碍或影响脂肪代谢的酶异常、变态反应、自身免疫反应、药物因素（如碘、溴等）有关。见图22-7-1。

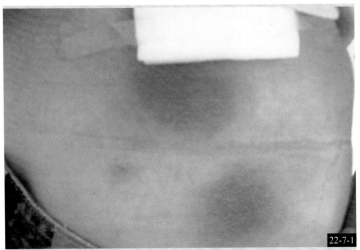

22-7-1

图22-7-1　非化脓性脂膜炎（腹部暗红色的皮下结节，大小不等，直径在0.5～10cm以上。结节与皮肤粘连，活动性小）

【诊断】

1. 好发青壮年女性。

2. 皮下结节为主要症状，成批出现，大小不等，直径在0.5～10cm以上，中等硬度，界限清楚。结节与皮肤粘连，活动性小，有明显触痛与自发痛。好发于四肢（尤其是大腿），其次躯干，小腿后局部皮肤凹陷和色素沉着。偶有少数结节破溃流出黄色油样液体，称"液化性脂膜炎"。

3. 常有发热，通常为高热，呈弛张热型，持续1～2周渐下降。

4. 侵犯内脏少见，但预后严重。可侵犯肠系膜、大网膜、腹膜后脂肪组织，也可累及肝脏、骨髓等器官。

5. 应与结节性红斑、结节性多动脉炎、结节性血管炎、硬红斑鉴别。

【治疗】

1. 去除体内感染病灶，停用可疑的致敏药物，控制感染。

2. 可口服氨苯砜、沙利度胺、吲哚美辛、水杨酸类和糖皮质激素等。

第八节　血管淋巴样增生伴嗜酸细胞增多

血管淋巴样增生伴嗜酸细胞增多（angiolymphoid hyperplasia with eosinophilia)是一种持续性、复发性皮肤病。本病病因未明，可能与感染、变态反应、外伤、性激素失衡等有关。见图22-8-1。

【诊断】

1.多见于女性。

2.皮损为暗红色或正常肤色半球形隆起性结节，大小为0.3～1.0cm，

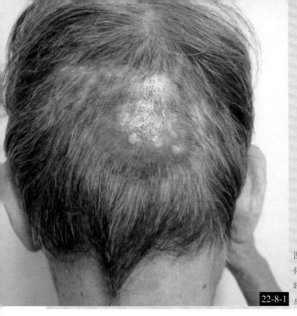

图22-8-1　血管淋巴样增生伴嗜酸细胞增多（枕部头皮暗红色结节，质中，结节与皮肤粘连，活动性小）

境界清楚，质地中等偏硬。可局限性脱发。

3.无自觉症状，病程呈慢性。

4.最常发生的部位为耳部及其周围，枕部头皮、颈外上方；其次为肘窝、锁骨上窝、腋窝和腹股沟等处。

5.血常规白细胞分类嗜酸细胞一般为30%～40%，少数可达80%；血清IgE可增高。

6.结合组织病理学检查可诊断。

【治疗】

1.控制感染，停用可疑的致敏药物。

2.可用氨苯砜、沙利度胺、吲哚美辛、水杨酸类和糖皮质激素等药物。

参考文献

［1］ 张建中.皮肤性病学.北京：人民卫生出版社，2015.

［2］ 赵辩.中国临床皮肤病学.南京：江苏科学技术出版社，2010.

［3］ 张学军.第8版.北京：人民卫生出版社，2013.

［4］ 张建中.中外皮肤病诊疗指南——专家解读.北京：中华医学电子音像出版社，2014.

［5］ 程波，皮肤科医嘱速查手册.北京：化学工业出版社，2013.

［6］ Bolognia J,Jorizzo J,Rapini RP.Dermatology,2th ed. Philadelphia: ELSEVIER Publisher Limited,2010.

［7］ William James, Paul R Gross. Andrews' Diseases of the Skin Clinical Dermatology.10th ed.Londen:Harcourt Publisher Limited，2015.

［8］ Tony B，Stephen B.Textbook of Dermatology.8th ed. Oxford:Blackwell Science，2010.